\ 名醫家吃什麼 /

食萬個不一樣

Dr. 張振榕 ｜胃腸肝膽權威 · 林莘妮 ｜快廚醫師娘

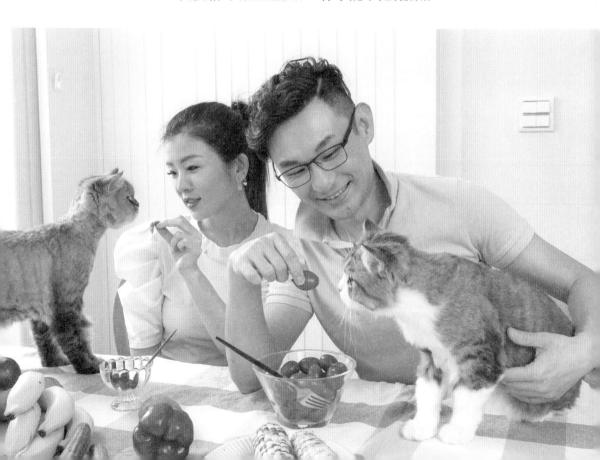

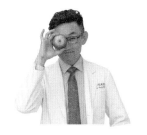

【真心不騙／重量級推薦】
(依照筆劃順序)

張醫師跟莘妮，將醫學保健及健康食療，融入了生活，真是太有收穫了！

瓜哥／金鐘主持人

真正的健康生活從廚房開始，每天用健康的食物來滋養身體，精力充沛地過上充實的生活。這本書將張振榕醫師的專業醫療建議與莘妮的驚人烹飪技巧完美結合，為您的家庭提供創意和健康的膳食指南！

艾力克斯 & 李詠嫻／藝人夫妻檔

大推名醫師弟張振榕和弟妹莘妮夫妻雙手聯彈，奏出最合諧的健康協奏曲。讓名醫無私分享，愛妻健康食譜。

曲艾玲／主持人、作家

張醫師的診間故事加上莘妮的料理神技，結合醫學知識及健康料理，是注重養身的現代人必讀好書！

巫漢盟醫師（阿包醫生）／醫師、作家

張院長夫妻是醫界的神仙俠侶，這本書讀起來就像是跟非常好的醫師朋友和醫師娘聊天，內容顧及專業全面卻沒有艱深醫學字彙的解說，讓人覺得平易近人。 莘妮醫師娘則從食材跟料理方式，手把手帶領我們如何吃得保肝又護胃。讓我們收藏並翻開這本書吧，夫妻一起讀跟實作效果更好，好好為自己和家人學習保肝護胃的生活方式，脫離食盲以及疾病的困境。

吳文傑／醫師、作家

不論是營養、毒素都需要肝臟來代謝，而它也是最沉默的器官，透過吃對食物好好照顧它，它才會好好照顧你的整體健康。

宋明樺／營養師、作家

要擁有健康的身體就是要從平日做起，本書利用淺顯易懂的方式，貼近日常生活飲食，教我們輕鬆保養，非常推薦給大家喔！

許瓊月／天璽營養諮詢中心院長

肝膽腸胃科醫師，配上會做菜的醫師娘，真的是醫界的一對神鵰俠侶了。一個看護腸胃，一個顧好腸胃。一道道美食，盤盤都堪比黯然銷魂飯啊！

陳保仁／禾馨婦幼民權院區院長、作家

從前就知道榕醫師有位很會做菜的醫師娘，每天的菜色都好比辦桌。這次還加碼，將健康元素加入！這本書本人已經期待很久了，因為YOU ARE WHAT YOU EAT，吃得健康、身體就會變得更健康，趕緊把養肝料理跟好知識通通學起來。

陳欣湄醫師／中山醫院
功能營養醫學專家、作家

這是一本結合醫學專業知識與超療癒食譜的護肝保腸胃書籍，極力推薦！

藍鴿的醫學天地／醫師、作家

這是一本結合醫師專業知識，飲食保健養生，以及生活大小趣事的罕見好書，實用與實證兼備。

蔡英傑／國立陽明交通大學特聘教授、益福生醫公司創辦人、作家

contents ★ 目錄

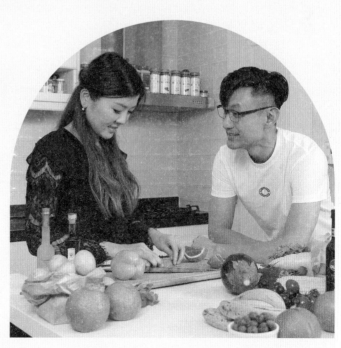

contents ★ 目錄

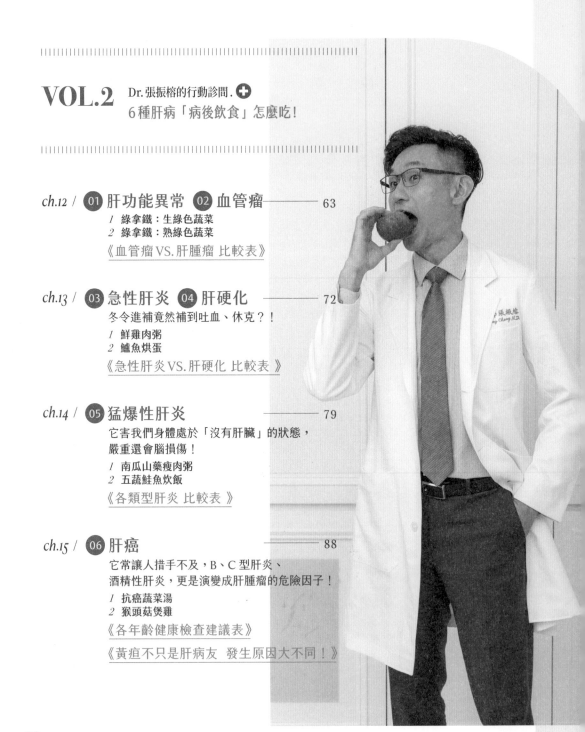

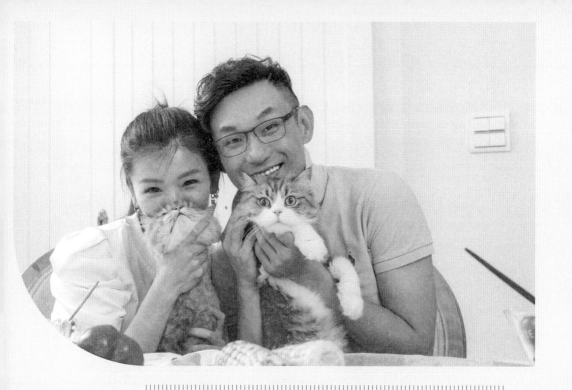

VOL.3

Dr.張振榕的防病筆記 ✚

「胃不好，百病生。」
名醫認證這樣吃，
9大天然防護罩保胃你！

VOL.4

殺菌保胃戰！
「胃神」教你這樣吃、這樣養，
養出好胃就有好底子！

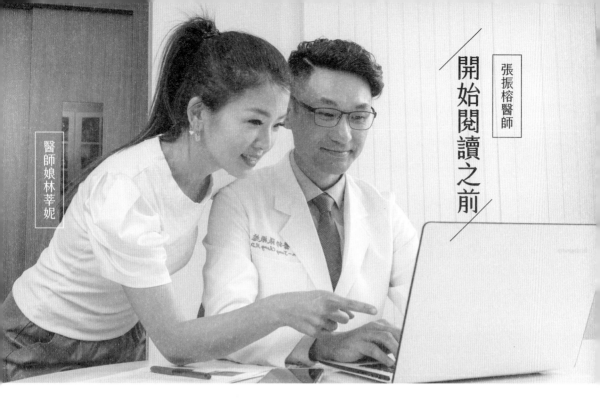

醫師娘林莘妮

張振榕醫師

開始閱讀之前

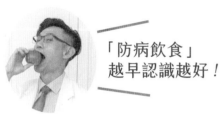

「防病飲食」
越早認識越好！

　　一直以來，我很想寫一本告訴大家**怎麼吃最健康、怎麼吃可以防病**的書，但坊間健康類的書籍也不少，要如何寫出與眾不同、又能讓大家看得懂、可以實際應用在生活中的內容，才是最難的地方！

　　認識我的朋友都知道，我老婆除了有美麗的外貌之外、也是一個非常會烹飪的人。從甜點、開胃菜到中西方各式料理，都難不倒她！甚至為了能吃到更新鮮方便的香草植物，她還二話不說把我家廢棄已久的陽台改造成了美麗的「香草花園」！真是令人佩服。

　　在開始寫這本書之前，某次腦力激盪的過程中，我跟老婆突然想到，為何不結合我的醫學專業跟她的烹飪技巧，來告訴大家：「當你或家人的身體出了狀況、生病的時候，該選擇哪些食材、怎樣烹調既美味又可以改善健康，以及平常可以利用哪些食材幫我們防病、對我們身體最好。」

開始閱讀之前　01

在本書中，由我負責從醫學專業的角度來告訴大家為何選擇這些食材、對身體的好處在哪裡？再由我美麗又賢慧的太太，想出適合的食譜，讓大家可以利用這些我推薦的食材來做出一道道美味又能吃出健康的好料理，重點是都很簡單快速就能完成！

寫書的過程真辛苦，從挑選食材、收集資料、構思寫稿、討論食譜內容、太太煮菜、和攝影師分批拍照、到最後由我們家男丁負責把菜吃進五臟廟，花了一年多的時間，常常看我太太深夜都還在跟出版社討論稿子，幾經波折下，終於完成這寫作的過程。**這本書就像我跟太太的第三個小孩**，是我們的心血結晶。希望這樣一本由醫生跟醫生娘撰寫的食譜，能帶給大家充滿健康又美味的生活！

張振榕

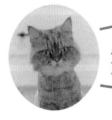

原來不是健康餐
就一定很難吃啊！

近幾年因為張醫師常上節目的關係，我們時常被問到關於如何吃得健康、如何日常保養的問題，在耳濡目染之下，我慢慢也開始注重養身(生)了，**吃對食物、保養正確**，是很重要的！我很喜歡在食補上鑽研，孩子小的時候拉肚子，媽媽都知道要熬粥；孩子咳嗽，媽媽會熬冰糖梨子湯；天氣變涼的時候，會給孩子溫補喝湯。記得某次還是幼稚園的弟弟流感發高燒，可憐兮兮地跟我說：「媽媽，我生病了，要喝粥補身體一下！」回想起來覺得好可愛啊！雖然說小小懵懂的他，不懂什麼是食補，但生病了應該吃什麼，變成撫慰他心靈的慰藉，那天我更用心地幫孩子熬了一鍋元氣滿滿的粥品，雙管齊下地補了元氣也補了心靈呢！

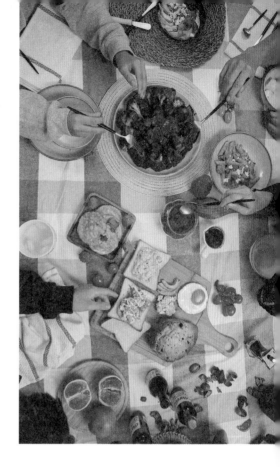

　　很多好吃的食物都不一定健康，像是鹹酥雞、泡麵、麥當勞、烤肉等。偶爾吃吃當然是沒關係，不然人生太乏味了，但總不能常常吃吧！太頻繁的吃，對身體產生的負擔終究是會出現的，所以我們不能隨意預支自己的健康存摺，應該從日常就把關好才對。不過很多健康餐或食物，大家不愛的原因都是：「不好吃」！例如張醫師常說多吃秋葵對身體好，大家也明白秋葵的好，但就是不愛黏黏的口感啊，而且永遠只知道秋葵汆燙後淋醬油，真的很難不膩嘛！其實大家不知道，可愛的秋葵燙熟後切片，可以放在西式沙拉的餐盤裡，當成閃亮的星星；也可以跟山藥一起炒牛肉或豬肉，變成一道養胃又健康的中式料理，而且口感很不一樣喔。

　　因為知道如何把不受歡迎的健康食材變化成家人都愛吃的好料理、更喜歡食物在餐桌上帶給家人的溫暖，所以料理在我的生活中佔了很重要的部分，這次很榮幸跟張醫師一起受到出版社賞識邀請出書，有這個機會可以把「料理」這件事變成不只是滿足口腹，還結合了張醫師的**醫學和科學專業**，加上我的烹飪技巧，來教大家「怎樣吃最健康、從日常生活防病」、「生病了又該吃什麼來改善病痛」。重點是，我示範的食譜除了注重對身體各器官的營養補充之外，還可以化身為好吃的佳餚，而且每一道菜都很簡單、可快速上菜，看完這本書你會發現：原來不是健康餐就一定很難吃啊，真的要看有沒有心去研究如何烹調、改變口感。希望這本書出版後，可以幫助到所有需要的人，就像張醫師所說的：「帶給大家充滿健康又美味的生活。」

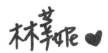

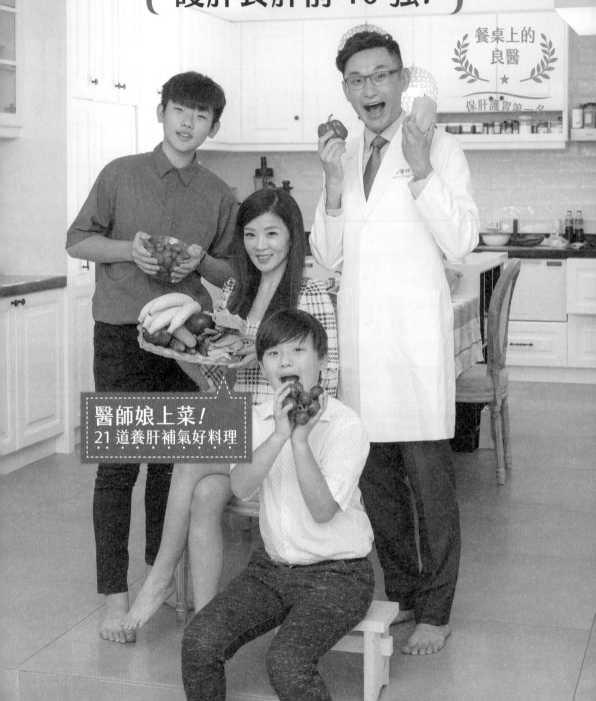

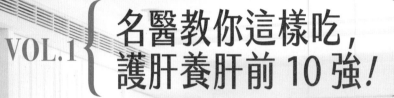

VOL.1 { 名醫教你這樣吃，
護肝養肝前 10 強！ }

餐桌上的
良醫
★
保肝護胃第一夕

醫師娘上菜！
21 道養肝補氣好料理

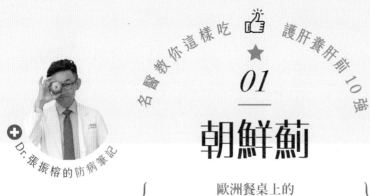

Dr. 張振榕的防病筆記

01
朝鮮薊

{ 歐洲餐桌上的
貴族食物、護肝始祖、蔬菜之皇！ }

我在門診常遇到肝病患者諮詢：「醫師，我有脂肪肝、膽固醇過高，有沒有什麼方法在飲食中就可以取得養肝的營養素，而不要靠藥物？」天然保肝的食物很多，馬上就有一堆食材浮現我腦海，但是第一直覺想到的就是常在我家餐桌上出現的「**朝鮮薊**」！

不知道大家對朝鮮薊認識有多少？它在西方國家可是風行了好幾世紀了！如果你是今天才認識朝鮮薊，這也不遲，有保肝的需求時，希望讀者可以藉由這本書的介紹而認識**天然保肝第一首選食材**「朝鮮薊」。越懂得保養資訊，就越能讓自己在保養和維護身體健康時，有更明確的選擇。

朝鮮薊的使用，最早可追溯至公元前四世紀，是世上最古老的栽種植物之一，它富有洋薊酸、綠原酸，木犀草素等成分，具有**強大的抗氧化能力**，能保護肝細胞不受自由基傷害、預防肝損傷，具有良好的保肝效果，同時也會促進膽汁合成、分泌及排空，這種優異的利膽功效，可以幫助身體消化油脂，具有改善消化不良的效果。它還可以抑制膽固醇的合成，降低三酸甘油脂、總膽固醇及低密度膽固醇的濃度，具有預防動脈硬化的效果。

隨著飲食文化交流，台灣也漸漸認識到這個對健康有益的天然養肝食材，近幾年台灣農業也開始研發生產技術，希望未來我們可以跟歐洲一樣，在各地的市場裡都能採買到新鮮的朝鮮薊，讓它也開始出現在你家的餐桌上。

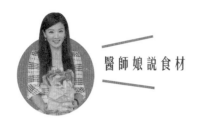

醫師娘説食材

朝鮮薊烤去骨雞腿
佐馬鈴薯泥

目前台灣市面上要取得新鮮朝鮮薊食材還是很不容易，因此多半都是罐頭食品，市面上朝鮮薊罐頭有分油漬跟水醃二種，這次食譜上使用的是**水醃朝鮮薊罐頭**，也是市面上比較常見的罐頭，不但可以保持朝蘇薊的新鮮，還可以讓在台灣購買新鮮朝蘇薊不容易的我們，可以解解饞，一年四季都方便！

朝鮮薊微脆的口感有點類似春筍，只是因為醃漬的關係，味道偏酸，因此燙一下，酸味會減少許多，可以變成披薩的內餡、或放在麵包裡，風味更佳喔！

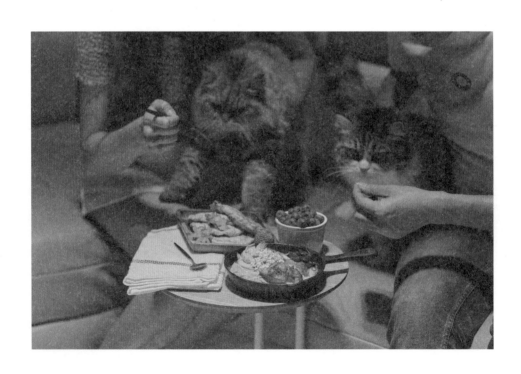

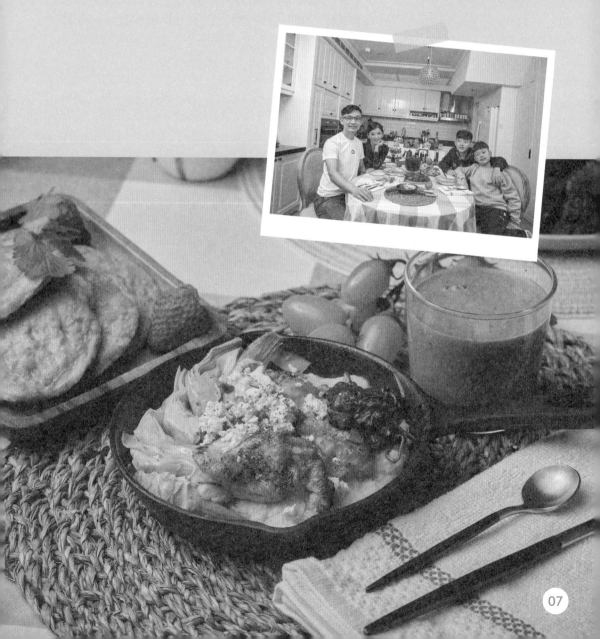

Sydney's Magic Healthy Recipe

朝鮮薊烤去骨雞腿
佐馬鈴薯泥

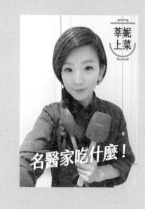

莘妮上菜

名醫家吃什麼！

食材 & 配料		做法

食材 & 配料

去骨雞腿	4 隻
馬鈴薯	2~3 顆
完整蒜頭	1 顆
朝鮮薊罐頭	2/3 罐
菠菜 (只取葉子部份)	
鹽、胡椒	適量
Smooth fetta cheese	
少量橄欖油	
鮮奶油	適量

做法

1. 取出罐頭朝鮮薊，把油水瀝掉、清水燙過，去除酸味。
2. 馬鈴薯切大塊丁狀、蒜頭切半、菠菜洗淨備用。
3. 把所有食材擺放在烤盤裡，依序放上去骨雞腿（皮面朝上）、馬鈴薯、蒜頭，灑上黑胡椒、鹽調味，加入約 20~30cc 的水，淋上適量的橄欖油後進入烤箱烘烤 200 度、30 分鐘（視每個家庭烤箱溫度不同而適度調整）。烤好後可用使用筷子插入雞腿肉檢查有無血水流出，若無血水流出表示已經熟成。
4. 趁空檔汆燙菠菜葉。
5. 馬鈴薯出烤箱時，趁熱搗成泥與肉汁混和，可視自己口味鹹淡，加入適量的鹽、胡椒，鮮奶油。
6. 出烤箱後取一個空盤，依序放上馬鈴薯泥、雞肉、朝鮮薊、菠菜。
7. 灑上一把 Smooth fetta cheese 即可享用。

朝鮮薊罐頭

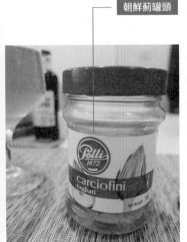

鮮奶油

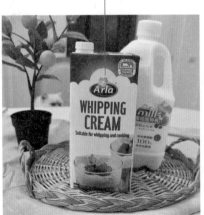

Smooth fetta cheese

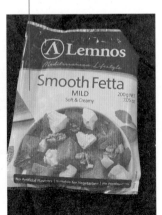

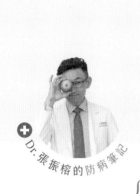

02

橄欖油

{ 橄欖油可以幫助
減少肝臟脂肪堆積，也有抗發炎的效果！ }

「張醫師，我有高血脂，又有脂肪肝，是不是要少吃油的東西、食材都用水煮，會比較健康呢？」這是我在門診中經常被問到、同時也是許多民眾的疑問。大家的擔憂我都聽到了，剛好在這邊可以好好地跟大家討論跟解答。

根據2015-2018年國民營養健康狀況變遷調查，18歲以上國人三高盛行率，高血壓約為25%，高血糖約為9%，高血脂約為22%。由此可知，三高(高血脂、高血糖、高血壓)已成為台灣的新國民病。而脂肪肝，更是**三高及許多慢性病**的前兆。在台灣，根據統計，每三位成年人中就有一位已經罹患脂肪肝！

很多人都以為脂肪肝沒什麼，但若是一直忽略不處理，隨著病程發展，慢慢地會從脂肪肝演變為「**脂肪肝炎→肝硬化→肝癌**」三部曲。這些慢性疾病已經演變成全民大作戰了，若不好好的控管處理，不但會花費許多醫療資源，更會引發許多嚴重的併發症，所以是我們不可輕忽的問題！

然而「**不吃油**」能免除我們罹患這些慢性疾病嗎？答案當然是：「不能！」在門診衛教病友時，我常常告訴他們，若把「**清水煮**」跟「**吃好油**」相比，「吃好油」更能兼顧身體所需的脂肪酸，反而不會造成健康負擔。很多人以為飲食最好零脂肪，或是不吃油就不會有脂肪，其實這都是錯誤的觀念！維持身體的正常運作還是需要攝取適量的脂肪來輔助，舉例來說，飲食中必須有適量的脂肪存在，才能幫助身體正常吸收**維生素A、D、E、K**。

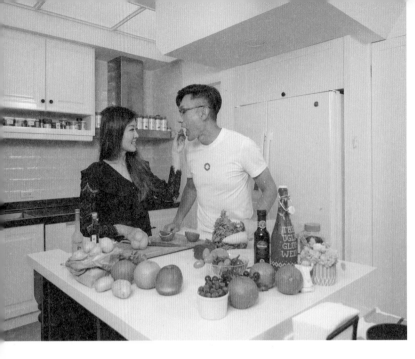

英文一句俗諺說「You are what you eat」，也就是說：你怎麼吃、吃什麼，都會影響你的身體。我們該如何選擇對身體好的油，是很重要的一件事。好的油脂除了能增加食物風味之外，也是重要能量來源。以每年排行榜長年居冠，有益健康的「**地中海飲食**」為例，地中海飲食相當強調以**橄欖油**作為主要油脂攝取來源，地中海地區居民平常使用大量橄欖油，且以**蔬菜、穀物和海鮮**為主食，學者發現，長期食用後能大幅減少心血管疾病、脂肪肝、三高等慢性疾病的風險。

橄欖油的保健效益來自於高量的**單元不飽和脂肪酸**及豐富的**植物抗氧化劑多酚類**，這些可以幫助調節膽固醇和三酸甘油脂而減少肝臟的脂肪堆積，也具有抗發炎及改善胰島素抗性的作用，可幫助降低肝功能指數，因此可改善「**非酒精性脂肪肝**」，同時也能幫助心臟功能的維護。

肝臟是一個沉默的器官，在身體裡扮演著很重要的角色，負責過濾血液並清除可能損害健康的有毒物質。俗語說的好，肝如果健康，世界是彩色的，因為只在有充滿色彩的世界裡，可以讓您有好的心情、也會讓您更有活力。

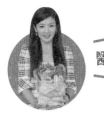

醫師娘説食材

1 羅勒青醬
2 羅勒番茄起司
  Bruschetta（普切塔）

你家都吃什麼油呢？有沒有跟我一樣，想為家人選擇健康且優質的油品時，看到五花八門的廣告和架上各式各樣的食用油，看得眼花撩亂，不知道該如何選擇？而且每個品牌的油品，都說自己的油最健康，標榜最安心，想一想，我們有看懂這些廣告背後所訴求的健康概念嗎？我們知道什麼油適合高溫油炸？什麼油只適合低溫烹調嗎？

選擇好油對我們來說真的太重要了！「選擇適合的好油」就好像在幫健康把關，我們在這邊很簡單來說明，油品分為**飽和脂肪酸**與

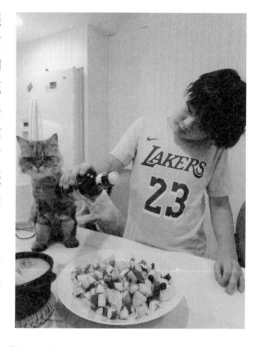

不飽和脂肪酸二種。我們只要記住「飽和脂肪酸」的油脂在室溫下會呈**固態**，這樣就可以輕易地將油品分類，如：豬油跟椰子油在室溫下是固體的狀態，所以它們是屬於飽和脂肪酸。**「飽和脂肪酸」**的優點是：比較穩定、不容易氧化變質，**可以高溫烹調**。其中「不易被氧化」的意思是油脂較不易變質，產生有害身體的物質，這也意味著它可以耐高溫，可用於高溫的烹調。但缺點是：多吃飽和脂肪酸很有可能會導致膽固醇過高而產生心血管疾病，所以雖然豬油炒菜很香，但為了健康著想，還是不建議攝取過量。

「不飽和脂肪酸」又分為：多元不飽和脂肪酸(Omega-3、Omega-6)、單元不飽和脂肪酸(Omega-9)。不飽和脂肪在室溫下呈**液體狀態**，主要來自植物油，例如橄欖油、亞麻籽油、芥花籽油、花生油等。不飽和脂肪酸的優點是：**單元不飽和脂肪**能降低體內低密度脂蛋白膽固醇（又稱壞膽固醇），保持血管暢通。**多元不飽和脂肪**中的亞麻油酸及次亞麻油酸是必需脂

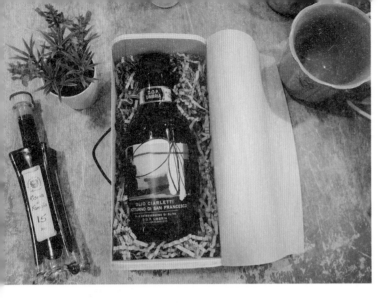

肪酸，身體無法自行合成製造，必須從食物吸收，對人體健康非常重要。「不飽和脂肪酸」的缺點是：穩定性較低，高溫加熱後，油質易變質，不容易保存，因此不建議使用於高溫料理食材。

　　張醫師提到，有益健康的「地中海飲食」以橄欖油作為主要油脂攝取來源。**橄欖油屬於單元不飽和脂肪酸**，含有豐富的 Omega-9。由此得知，我們知道橄欖油的好，但橄欖油適合哪種哪種烹飪方式呢？其實，橄欖油的發煙點普遍在攝氏 190~220 度，而且品質越好的橄欖油，**發煙點越高**。縱使高溫使橄欖油中的維生素 E 及酚類物質流失，但橄欖油裡的油酸即使是在高溫環境，都不會被破壞，仍可以保持它的功效。而一般常用的油炸溫度為攝氏 160 度或 180 度，因此只要不是長時間的油炸，橄欖油可以在一般家庭作油炸用油，所以橄欖油不管在冷盤、熱炒或油炸都適合喔，真的很方便。

台灣將橄欖油分為7級

1. 特級初榨橄欖油 Extra virgin olive oil
2. 良級初榨橄欖油 Virgin olive oil
3. 普通初榨橄欖油 Ordinary virgin olive oil
4. 精製橄欖油 Refined olive oil
5. 橄欖油 Olive oil
6. 精製橄欖粕油 Refined olive pomace oil
7. 橄欖粕油 Olive pomace oil

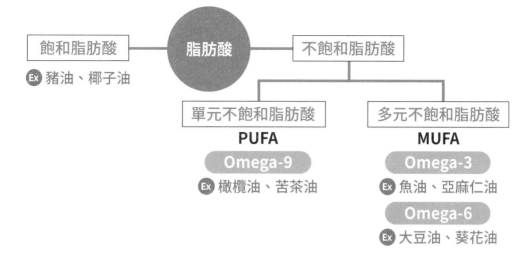

飽和脂肪酸	脂肪酸	不飽和脂肪酸

Ex 豬油、椰子油

單元不飽和脂肪酸
PUFA
Omega-9
Ex 橄欖油、苦茶油

多元不飽和脂肪酸
MUFA
Omega-3
Ex 魚油、亞麻仁油
Omega-6
Ex 大豆油、葵花油

　　每個等級的油用途都不同，如果在家希望能「**一油走天下**」，可挑選等級最高的特級初榨橄欖油，這種油品穩定度高，可以同時生飲、涼拌、煎炒、油炸。特級初榨橄欖油含有橄欖多酚，營養價值還能更上一層樓。在購買橄欖油時，可以留意選購的橄欖油裡的**酸價**。酸價是指油品中「**游離脂肪酸**」的含量，這個數值可看出橄欖油的氧化程度，而且保留下來的營養成份和油的純淨度也越高！高品質的橄欖油**酸價建議在0.4% 以下**，當然，比0.4% 更低，代表你買到的橄欖油品質更好。

　　在購買橄欖油時，常常會看到大公升包裝，我會建議選購包裝的容量還是需要符合實際使用需求量，因爲橄欖油強調新鮮，當你開瓶後，橄欖油越來越少，瓶身裡面的空間變多，表示空氣也變多，空氣變多後，橄欖油容易氧化、變質！

　　雖然一瓶走天下很方便，但不同油種有著不一樣的健康元素，如：營養價值一樣很高，富含Omega-3 的亞麻仁油；富含Omega-6 的大豆油、葵花油，這幾款油品適合用在低溫烹調，千萬勿拿來高溫油炸喔！我們可以多選擇幾種不同品牌、種類的油品，依照油品特性搭配烹調方式、輪流使用，且**攝取不飽和脂肪酸為主、飽和脂肪酸則為輔**，均衡的攝取營養，這樣對我們的健康才會更好，才能常保健康！

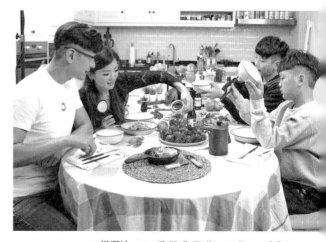

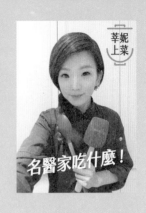
莘妮上菜
名醫家吃什麼！

Sydney's Magic Healthy Recipe

羅勒青醬

香草花園

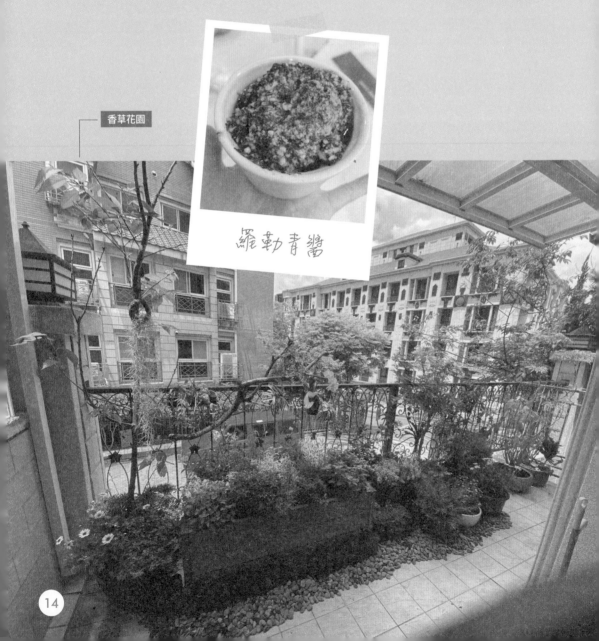

羅勒青醬

食材 & 配料		做法

食材 & 配料

新鮮羅勒葉　　　50g
蒜頭　　　　　　2瓣
松子　　　　　　10g
（也可由其他堅果代替）
黑胡椒　　　　　適量
鹽巴　　　　　　2撮
特級初榨橄欖油 60cc
（依照個人喜好調整）
帕瑪森起司　　　80g

做法

1 食物調理機備好。
2 將新鮮羅勒葉洗淨，只取葉子的部分。
3 起一平底鍋，將松子乾鍋加熱至金黃色。
4 將羅勒、蒜頭、松子、帕瑪生起司、橄欖油、鹽、胡椒放入調理機。
5 按下啟動鍵，可依個人口味調整攪碎細度。
6 裝入已使用熱水燙過、瀝乾好的玻璃瓶中，冰箱冷藏。

菜
後記

我好喜歡看歐美的料理節目，主廚的背後或者是旁邊通常會有許多香草盆栽，看他們在料理過程中總是可以信手拈來的拿香草入菜，既帥氣又讓人嚮往！也因爲這樣我開始研究起香草、也喜歡上香草，我也想像那些主廚們一樣可以有信手拈來的香草葉，於是我在我家陽台規劃了**「香草花園」**，裡面有：迷迭香、羅勒、巴西里、百里香、奧勒岡……等。

種植這麼多香草，當然要好好的利用啦！於是我在烤牛排的時候，會去花園摘點迷迭香；上面這道羅勒青醬中的的羅勒，也是從花園裡摘的！而朋友們很喜愛的**蒜香巴西里抹醬**也是從香草園裡摘的巴西里葉直接製作，加上家裡有一台廚餘機，廚餘機倒出來的渣渣正好可以當肥料施肥，讓我有種有機循環、當小農的感覺，好開心，讓我們一起來當綠手指吧！這樣餐桌上的菜色可以更多元、更有變化喔！

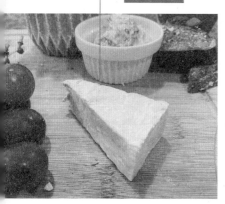

帕瑪森起司

義大利特級初榨橄欖油

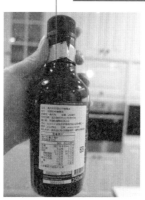

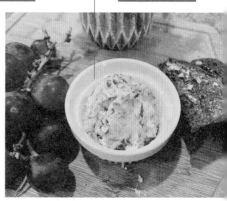

蒜香巴西里抹醬

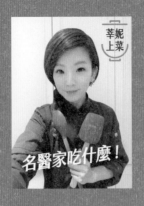

莘妮上菜

名醫家吃什麼！

羅勒番茄起司 Bruschetta

（普切塔）

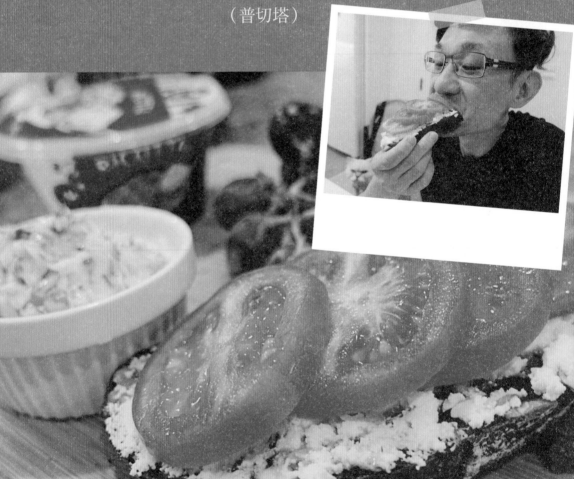

食材 & 配料		做法

食材 & 配料

自製蒜香巴西里抹醬
(做法放在下方步驟 1~3)

蒜頭	4瓣
巴西里葉	15g
奶油	50g
鹽巴	適量
糖	適量

法國麵包

番茄

ricotta cheese
(家樂福購買)

自製羅勒醬

羅勒葉

做法

1 食物調理機備好(建議使用小台機型,若無調理機也可用刀切碎)。

2 將蒜頭,巴西里葉、奶油、鹽巴、少量的糖放入食物調理機。

3 按下啟動鍵,打至所有材料混和均勻爲止,卽完成蒜香巴西里抹醬。

4 法國麵包橫切2公分厚,抹上蒜香巴西里抹醬,放入烤箱,溫度200度烤15分鐘。

5 番茄切片。

6 依序將一片摩佐羅拉乾酪放上番茄片、羅勒醬適量。

7 羅勒葉裝飾後卽完成(可不放)。

菜後記

普切塔 Bruschetta 是以前義大利北部農夫務農時,將放置過夜的麵包切片,用炭火烤過,將蒜仁切開,以切面摩擦烤過的麵包,然後淋點兒橄欖油後食用。現今很常見到在餐酒館以麵包片爲基礎,加上各式各樣的食材當餐前小品享用。

蒜香巴西里抹醬

羅勒醬

ricotta cheese

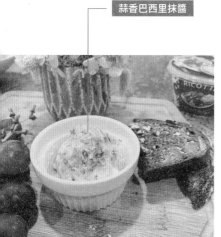

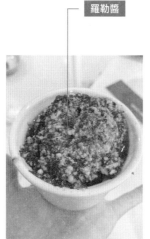

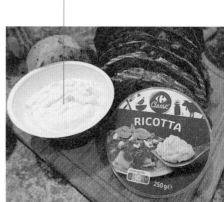

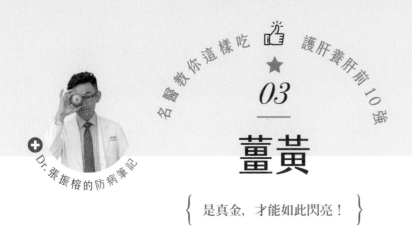

Dr. 張振榕的防病筆記

03

薑黃

{ 是真金，才能如此閃亮！ }

薑黃是薑科薑黃屬植物，外觀長的很像生薑，兩者皆屬於味道與香氣濃烈的辛香料，但功效卻大不同！「薑」所含的薑辣素，可促進體內的新陳代謝，能改善手腳冰冷等循環不良症狀，中醫認為使用薑料理食材，可達到排汗的效果，幫助身體釋放毒素。而薑黃之所以特別，是因為它含有**薑黃素**。薑黃素是一種有益肝臟的**黃色色素超強抗氧化物質**，可清除體內的自由基，有**減緩發炎、抗氧化、護肝、減緩疼痛**的功效，且富含鈣、鎂、鉀、硒、鋅等礦物質以及維生素。

目前市面上薑黃常見的服用型態有：**薑黃粉、薑黃膠囊和薑黃錠**，這些都可以攝取到薑黃素成份，不過如何服用是一個很重要的課題，研究發現空腹單吃薑黃素的**吸收率低**，因此建議加入料理中。薑黃素和 β 胡蘿蔔素、茄紅素一樣，同屬於脂溶性營養素，所以在烹調、食用時加入適量的**油脂**，可提高薑黃素的吸收，如果再與黑胡椒一同服用，其中來自黑胡椒中的主要成份「胡椒鹼」，會更能幫助人體吸收。

薑黃的根莖磨成的深黃色粉末為咖哩的主要成份之一，而我們常吃的**咖哩飯**，就是可以充分攝取薑黃素的好方法。到東南亞旅行時，可以品嘗到各式各樣的咖哩料理，不只是肉類，連海鮮都會使用咖哩，然而搭配的食材不同，香料食材組合不同，咖哩的風味也就不一樣。

薑黃如今是熱門保健食品，其抗癌、抗氧化、護肝的功效受到大家的喜愛。大家都知道喝酒傷肝，但偶爾還是會有應酬的需求，當有喝酒的場合時，老婆就會拿幾瓶薑黃飲備著，希望藉此減輕酒醉傷肝、宿醉的不適，這對需要應酬的族群是一個不錯的選擇，不過平時規律生活、均衡飲食才是保養之道，切勿單一依賴某個產品或過量食用喔。

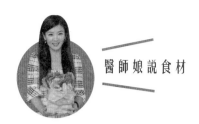

醫師娘説食材

1 薑黃秀珍菇飯
2 自製咖哩醬

　　薑黃對我來說是一個陌生的食材，第一次接觸到薑黃的時候，是在幾年前的新竹北埔老街，當時看到一位老先生把薑黃堆的像座小山一樣，用紙箱的紙板寫著大大標題：**「保肝、抗癌」**，那時候我心裡納悶著：「奇怪，薑的功能不是祛寒嗎？什麼時候有保肝、抗癌的功效了？」我們走過去把被我以為是老薑的薑黃拿起來摸一摸、聞一聞、看一看，還聽了一下這位老先生的介紹。

　　老先生口沫橫飛地直誇薑黃的功效，現場還拿了把利刀削一塊給我們瞧一瞧，被削掉的薑黃剖面顏色又橘又紅，那時候才看清楚也才明白，原來薑跟薑黃是不一樣的！也許外觀第一時間無法分辨，但其實認真看的話，還是可以分得清楚。下一刻，我提著一袋不知道該如何料理的薑黃離開，畢竟老先生花時間說了這麼久，不捧個場很過意不去，這之後才開始對薑黃有一點概念。

　　西方世界有昂貴的天然染劑**「番紅花」**，它的價格昂貴，因此薑黃常被拿來做為替代品使用，其實兩者都是食材的天然染色劑，西班牙燉飯就是取用番紅花泡製後的湯汁，讓飯呈現橘黃色顏色。而薑黃有著**「窮人的番紅花」**之稱，但這稱呼似乎委屈了薑黃，雖然薑黃不比真的番紅花來得珍貴、稀有，但食用的好處也不比番紅花少！在料理上一樣也可作為食物的著色劑、染料及香料，再加上張醫師提到那些薑黃素的超強功效，薑黃堪稱是**全方位、機能性**食材，一點都不輸珍貴的番紅花喔！

　　如今變種病毒席捲全球，這一、二年來大家都減少外出在家防疫，被疫情限制了自由的我們，當然不能虧待五臟廟，很多媽媽們除了要當自學專家還要變身成為料理廚神，真讓媽媽們吃不消。不過在疫情期間，待在廚房裡變成是很好打發時間的一件事，在社群網站上常常「視吃」到好友分享家中菜餚，一鍋到底，色、香、味俱全又下飯的**咖哩料理**，應該算是社群網站上出現率最高的菜色了！加了薑黃的咖哩，可說是一道既方便又健康的料理呢！

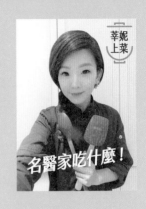

名醫家吃什麼！

Sydney's Magic Healthy Recipe

薑黃秀珍菇飯

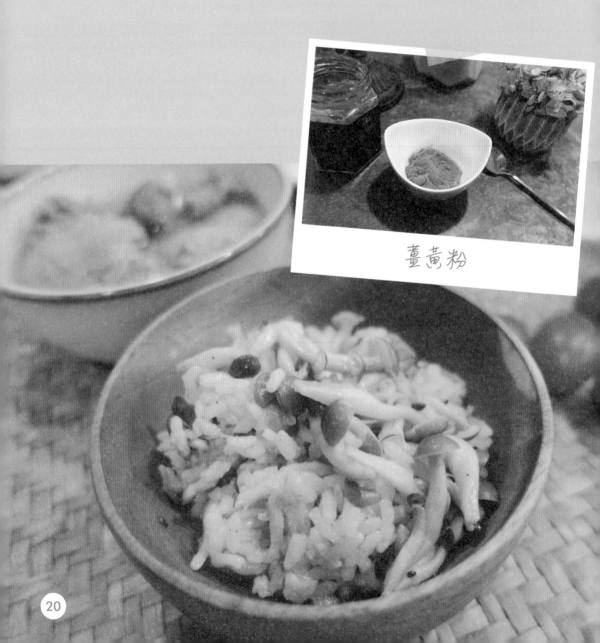

薑黃粉

食材 & 配料		做法

食材 & 配料

秀珍菇	1朵
（其他菇類也可以）	
新鮮香菇	3朵
（乾香菇也可以）	
紅蘿蔔	1/4條
黑胡椒	適量
薑黃粉	2小匙
橄欖油	
雞高湯	2杯
（沒有也可用清水2杯代替）	
白米	3杯

做法

1　白米洗淨備用。

2　將紅蘿蔔、香菇切絲備用。

3　袖珍菇洗乾淨備用。

4　鍋中倒入適量的橄欖油將紅蘿蔔、香菇、袖珍菇爆香。

5　將2小匙薑黃粉倒入雞湯裡拌勻。

6　準備飯鍋，依序將炒好的配料、雞湯、白米放入鍋中拌勻。

7　跟平常一樣，按下煮飯鍵，完成煮飯即可。

菜後記

「薑黃秀珍菇飯」 很適合當迎賓時的主食料理，大家會被它黃澄澄的顏色所吸引，經過油爆香後的香菇鍋氣倒入雞湯或清水，再與白飯一起煮，白米吃起來除了淡淡的薑黃香之外，香菇的香味都融入在每一顆飯粒裡，保證需要用強大意志力去抵抗一碗接著一碗的誘惑啊！

薑黃粉
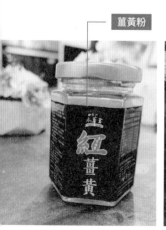

雞高湯
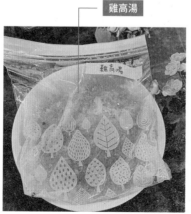

材料圖
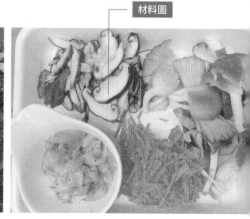

自製咖哩醬

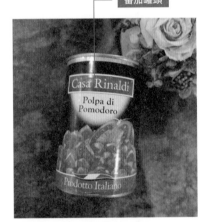

莘妮上菜

名醫家吃什麼！

食材 & 配料

洋蔥	1 顆
蒜頭	3 瓣
薑 1 節（3~4 公分）	
鹽	適量
黑胡椒	適量
去皮整顆番茄罐頭	1 罐
肉桂	1 支
丁香	5 顆
八角	1 顆
小荳蔻	5 顆
孜然粉	1 小匙
芫荽（香菜）	1 小匙
薑黃粉	2~3 匙
辣椒粉	適量
（一般市售的即可）	

做法

1 將所有食材放入調理機打碎。
2 鍋中放入適量的橄欖油。
3 待油溫熱後，將調理機中所有食材倒入鍋中翻炒至黏稠狀。
4 完成後放冰箱冷藏，或用真空包裝放入冷凍庫保存。

菜後記

市售咖哩塊通常添加許多澱粉，才能使得咖哩濃稠，若不想食用添加太多澱粉的咖哩，可使用新鮮的香料自製咖哩喔，超級簡單的！辣度還可以自己調整，隨做隨吃，完全不受限！

番茄罐頭

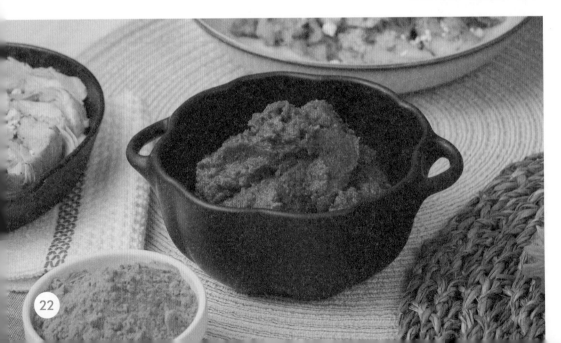

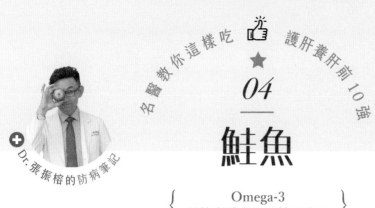

04

鮭魚

{ Omega-3
是抗身體發炎的神祕密碼 }

　　某次在電視台上烹飪節目的時候，聽到營養師介紹哪些食物含有豐富的Omega-3，當時營養師舉了很多例子，例如：核桃、花椰菜、黃豆、芝麻、南瓜籽、魚類等；而魚的種類有：鯖魚、鮭魚、鯡魚等。如果今天我要從這麼多種類中推薦心目中含Omega-3最豐富的食物，那麼**鮭魚**肯定是其中的佼佼者！

　　一般人一定會很困惑，到底什麼是**Omega-3脂肪酸**？為什麼對人體很重要？它聽起來很深奧，但其實一點都不難理解。Omega-3脂肪酸是人體維持健康關鍵的必需脂肪酸，重點是我們**人體無法自行合成**，所以只能靠飲食來攝取，這也是為什麼市面上充斥一堆Omega-3的營養保健食品。

　　鮭魚中的Omega-3當中重要成分為**EPA及DHA**。EPA主要可以有**抗發炎**的效果，對於**心血管疾病、三高、關節發炎**有緩解的好處；而DHA的功效則是**神經再生**，有助改善認知功能、提升記憶及專注力等。

　　我們家中有兩個學齡期的孩童，在成長發育中食物的營養顯得格外重要，這麼營養豐富的鮭魚，當然就會常常出現在我們家中的餐桌上了！從營養師朋友那裏了解到：「每100公克的鮭魚，約有1270毫克DHA、893毫克EPA。」這真是一個非常振奮人心的營養知識！整體來說，補充EPA、DHA可以達到提升大腦機能的效果，可說是不錯的**「補腦食物」**，又可以使血液清潔，防止動脈硬化及心肌梗塞。而鮭魚好處如此多，我們應該重新檢視日常飲食中肉類及魚類的攝取比例，好的食物絕對值得常常登上你家的餐桌，為了自己跟家人的健康，當個守護健康的第一道把關者吧！

醫師娘說食材

1 檸檬鹽鮭魚排
2 奶油鮭魚燉菜

　　每次去探買海鮮食品，都會天人交戰，不知道應該去充滿人情味的傳統市場、還是選擇去環境乾淨、產品標示清楚的超市？大家在選購魚貨的時候，都如何挑選呢？

　　我們家是這樣的，生活忙碌的時候，只能利用空閒的時間去大賣場購買；如果早上沒有行程的話，就會去傳統市場了。兩個地方比較起來，傳統市場可能遇到當天直送的海鮮魚貨；大賣場則可以快速找到標示清楚、乾淨的冷凍魚品。其實不管在哪買，如果學會挑選食材的方法，都能找到符合營養需求的好貨喔。

　　在傳統市場買魚的時候，如何判別魚的鮮度呢？我們可以從魚的眼睛、鰓、魚鱗中窺探一二。挑選的技巧從魚的眼睛來看，要清澈分明、不能濁濁的，此外新鮮的魚，魚鰓應該是呈現鮮紅色，我們是**可以要求魚販翻開魚鰓檢視的**，通常魚販都會配合給消費者看(眞的不是奧客行爲喔！)魚鱗的部分，它的外觀應該要完整而且有光澤感，還會有著**透明的黏液感**。如果這些主要的標準都能達到，表示魚是很新鮮的喔。

　　在這邊跟大家分享，傳統市場買魚的好處還有可以請魚販幫你把魚切割成你喜歡料理的形式。比方說：可以把魚切成一圈一圈的（鮭魚片），或者可以把魚去頭去尾，取掉魚骨跟魚刺後，然後把魚切成魚排，而這些大賣場不會出現的魚頭、魚尾、魚骨頭如果不丟棄，加個豆腐、海帶跟味噌，轉身又變成一道鮮甜又充滿鈣質的湯品了喔！

　　在大賣場買購買魚類，當然也有它的好處，每個商品都有詳細的標識，如：產地、製造日、有效日等，讓我們能夠安心購買，而且如果商品若出了問題，我們還可以洽客服或享有退換的服務，眞是各有各的好。

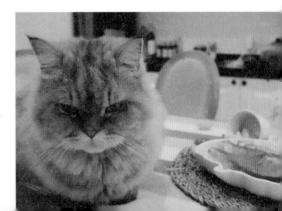

檸檬鹽鮭魚排

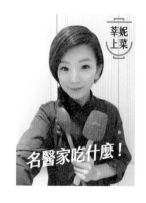

莘妮上菜

名醫家吃什麼！

食材 & 配料

鮭魚	1片
檸檬切薄片	3片
鹽、胡椒	適量
無鹽奶油	15g

做法

1 清洗好鮭魚排，撒上鹽巴、胡椒調味。
2 平底鍋倒入適量的油熱鍋，待油鍋熱後，放入鮭魚，中小火乾煎。
3 待魚煎至微焦時，將魚翻面續煎，煎熟即可。
4 翻面後，放入無鹽奶油，待奶油融化時，將鍋身傾斜，將融化的奶油淋在魚上，可增添香氣（此步驟可免）。
5 盛盤後擠上檸檬汁，擺入檸檬片裝飾、放胡椒鹽在旁。

 菜後記

鮭魚排是家中孩子們最喜歡的魚類了，喜歡到除了魚肉之外，還會搶著吃鮭魚的魚皮，不過若擔心吃皮會有重金屬汙染，可以去除魚皮，但少量吃鮭魚皮是安全的喔！

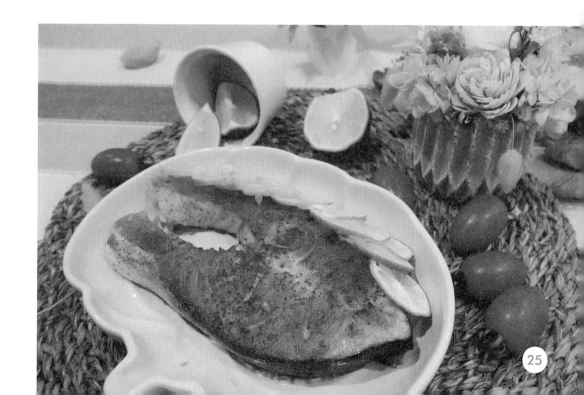

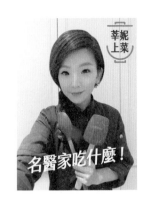

Sydney's Magic Healthy Recipe

奶油鮭魚燉花椰菜

食材 & 配料

鮭魚	
鮮奶	30cc
鮮奶油	15cc
花椰菜	1棵
洋蔥	半顆
鹽	適量
胡椒	適量

做法

1 將鮭魚洗淨。
2 乾煎到7分熟。
3 同時將花椰菜切好川燙煮熟。
4 將煎至7分熟的鮭魚起鍋（此時鍋子不用清洗）。
5 剔除魚刺後備用。
6 洋蔥切絲後，放入原先煎鮭魚的平底鍋炒出香氣。
7 依序放入鮭魚、花椰菜、牛奶、鮮奶油，中小火煨煮。
8 鹽巴、胡椒調味後即可盛盤。

菜後記

餐桌上偶爾會有出現剩菜的時候，尤其是魚類！隔夜再加熱來吃時，難免覺得不美味了、不想吃，這道奶油鮭魚燉花椰菜其實很可以消耗那些前一天沒吃完的鮭魚排，只要加入鮮奶、鮮奶油後，就有化腐朽為神奇的變身效果喔！我們家二個小孩都很喜歡把這道菜拌著飯一起吃，感覺像燉飯一樣，非常好吃！其實家中如果有魚類真的吃不完放到隔天，都可以用這樣的料理方式再加工過，給它來個徹底大變身，不但不容易吃膩，還可以幫助解決剩菜的困擾喔！

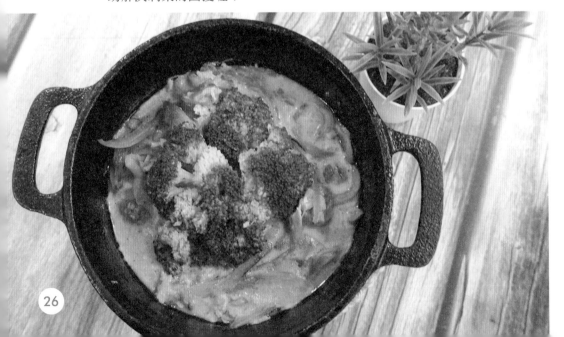

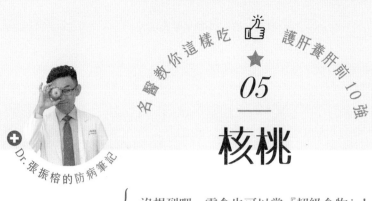

Dr. 張振榕的防病筆記

★ 05
核桃

{ 沒想到吧，零食也可以當『超級食物』！ }

前面鮭魚篇看完，大家應該都更了解Omega-3對身體的好處了！我有時候在門診衛教時，會遇到病友跟我說他「不敢吃鮭魚」！雖然知道鮭魚的好處多多，但仍然無法克服不愛吃魚的問題；還有那些三餐老是在外的外食族、在辦公室天天訂便當的上班族，可以選擇的食材很有限，他們要如何從其他食物攝取到Omega-3呢？其實很簡單，不管你是否方便常常吃到鮭魚，只要有足夠認識各種食物營養價值的知識，就可以在生活中輕易的攝取到了。

不管你現在幾歲，**開始認識食物營養**永遠不嫌晚！生活中某些食物就是比另一些食物更有益健康、更能防病，寫這本書主要就是想告訴大家這些知識！所以我就先來介紹日常就能夠輕易選購、又可以當零嘴的超級食物── **核桃**。大家應該對核桃都不陌生，它不僅平常容易取得，還是對身體非常好的**「超級食物」**，核桃的成分有65%脂肪、15%蛋白質，它的**不飽和脂肪酸**比多數的堅果還要豐富。

為什麼它可以贏得「超級食物」的美名呢？因為核桃也和鮭魚一樣，有著能維持身體良好運作的營養成分Omega-3，其中除了跟鮭魚一樣含有豐富的**EPA、DHA**之外，核桃還有豐富多元、只存在於植物中的**α-次亞麻油酸(ALA)**、鈣、磷、鐵等多種微量元素和礦物質，它也含有大量的亞麻油酸、油酸等等不飽和脂肪酸物質，能夠幫助淨化血液，讓血液中壞的膽固醇含量降低，**有效預防心腦血管疾病以及延緩骨質衰老**。

我們每日可食用的量平均為7公克的核桃，大約是2粒，市面上有許多風味的核桃，雖然它的營養價值很高，又可以當成零嘴食用，但千萬不要因為太涮嘴而過量，吃太多也是會導致熱量超標變胖喔！

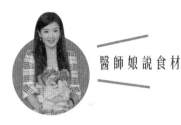
1 椒鹽核桃
2 核桃鳳梨蝦球

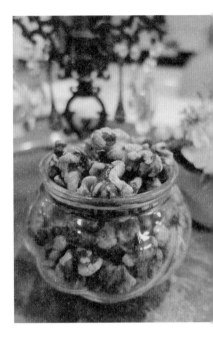

　　核桃又被稱之爲胡桃，擁有**長壽果**的美名。每次看到核桃，就會想到小時候我媽媽曾經買了一包用麻布包裝的生核桃回來。那時候我們爲了吃核桃，絞盡腦汁用了各種方法都很難打開它，後來還出動鐵鎚，才吃到被敲得稀巴爛的核桃。

　　在費盡千辛萬苦之後，滿懷期待的拿起來品嚐，結果大概吃了幾口後，大家就默默地放下核桃了……而那一大包目測還剩下4、50顆的核桃再也沒人去碰！它的命運是被無情地放在角落了。當時還很年幼的我問母親：「媽，你買這核桃幹嘛？又不好吃！」母親說：「我也不知道，攤販說它**很營養**。」

　　現在回想其來其實很有趣，因爲媽媽聽了攤販說：「核桃很營養」，但她只記得很營養，但怎麼營養法、營養價值是什麼？進一步問她，她就一問三不知，但她還是買了一大袋回家！真的很符合媽媽愛小孩的天性。

　　核桃的食用方法通常分爲剝殼生吃或將核桃仁炒熟後食用，現在市面上常見的核桃一般都是經過炒制過的，當時媽媽買的是生核桃，生核桃的味道實在很普通(但還是有人愛吃)，如果要以營養價值來說，剝殼生吃的核桃才能保留完整的營養價值，這些營養成份對腦部發育、增加腦活力具有很重要的作用；加熱後的核桃，它的不飽和脂肪酸以及磷脂很有可能會造成一定程度的破壞、營養價值流失，所以從營養學的角度來說，生吃核桃比較好，但是從口感上來說，調味炒過的核桃風味較佳。如何讓炒熟後的核桃保留營養，沒有了生核桃的澀味，口感會更好呢？下面示範二道菜，我會盡量讓它們保留原來的營養素。

椒鹽核桃

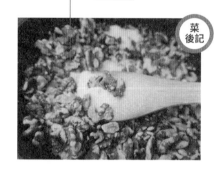

莘妮
上菜

名醫家吃什麼！

食材 & 配料

原味核桃	1斤
鹽	1杯
胡椒	適量

做法

1 準備核桃，水沖洗一下。
2 取一平底鍋，將鹽倒入鍋中炒熱，不放油。
3 待鹽炒熱後，將核桃倒進去。
4 小火慢炒，核桃稍微泛黃就出鍋。
5 使用洞孔大的漏勺過濾一下鹽巴。
6 取出核桃試看看鹹度，可加入適量的胡椒調味
（也可以換成糖調味喔）。

炒核桃

菜後記

我很少吃零食，但堅果是我唯一吃的零食，有時候一桶堅果放在旁邊，會無意識的抓來吃個不停！在我們家中有各式各樣的堅果，如：核桃、夏威夷果、腰果、松子、南瓜子，還有綜合葡萄乾，尤其葡萄乾和堅果一起食用時，葡萄乾的甜會增添口中咀嚼的豐富度，好吃極了！因此很常在沒有好好看管之下就過量。

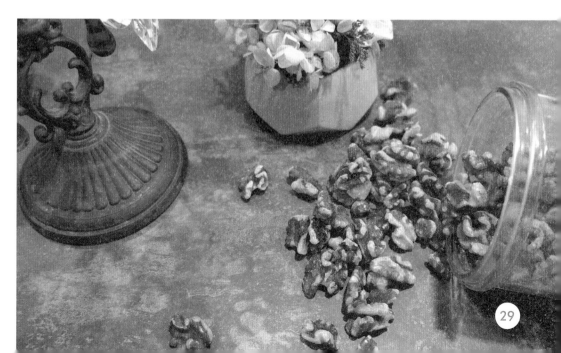

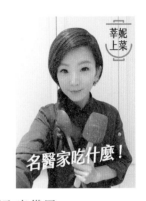

Sydney's Magic Healthy Recipe

核桃鳳梨蝦球

名醫家吃什麼！

食材 & 配料

去殼草蝦	10尾
鳳梨罐頭	1罐
（新鮮鳳梨也可以）	
地瓜粉	適量
胡椒粉	適量
鹽	適量
蛋清	1顆
桂冠沙拉	適量
檸檬	半顆
椒鹽核桃	6~7顆

菜後記

做法

1 鳳梨罐頭瀝乾水份後，將鳳梨取出備用。
2 草蝦去殼開背取出腸泥，洗乾淨瀝乾備用（使用冷凍的草蝦也可以）。
3 取一鋼盆放入草蝦、灑適量的鹽巴、胡椒、蛋清，醃5分鐘。
4 取一平盤倒入地瓜粉備用。
5 平底鍋倒入油後加熱油溫。
6 將蝦子雙面沾上地瓜粉，下鍋半煎、半油炸，炸至蝦子金黃酥脆感後，撈起瀝油。
7 將沙拉加入幾滴檸檬汁（沒有檸檬汁也沒關係），倒入炸好的蝦子、鳳梨，將沙拉醬與鳳梨、蝦球拌勻即可盛盤。
8 盛盤後擺入椒鹽核桃即可。

鳳梨蝦球是孩子們的最愛，當不知道要煮什麼的時候，冰箱裡冷凍蝦仁時常是我餐桌上的常客，鳳梨蝦球放上核桃後，整道菜營養又加分不少，很推薦給大家喔！

鳳梨罐頭

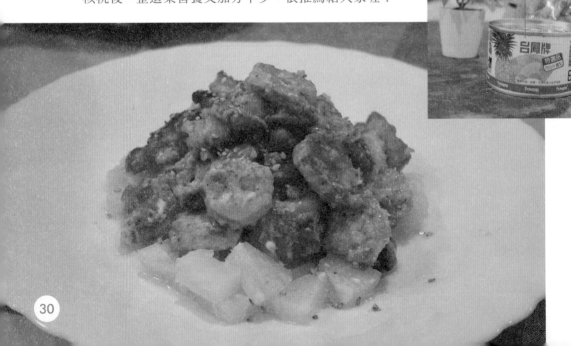

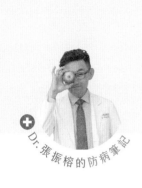

★
06
酪梨

{ 森林中的營養奶油，
有效減少肝損傷、改善肝指數！ }

　　如果你們問我：「什麼是最營養的水果？」我的回答絕對是**酪梨**！爲什麼是酪梨？因爲它不僅能降低血液中的壞膽固醇、防止動脈硬化，還含有脂肪代謝必須的**維生素B群**，以及抗氧化作用的**維生素E**，此外酪梨富含不飽和脂肪酸、膳食纖維、多種礦物質(鉀、鎂、鈣)等。許多動物及人體實驗發現：酪梨具有抗氧化、抗發炎、降膽固醇、**減少肝臟損傷及改善肝指數**的功效，所以說酪梨擁有「森林中的奶油」美譽也不爲過。

　　在這邊應該有許多讀者感到困惑，酪梨到底是水果還是蔬菜呢？雖然酪梨的營養素含量跟蔬菜很接近，但因爲酪梨是常綠喬木的果實，所以酪梨被歸類爲「水果」(注意：由於酪梨的脂肪含量相當高，因此從「營養學」的角度，也常被歸類爲**「油脂類」**)。所以想好好保養自己的**「心肝」**，吃酪梨準沒錯！它不僅是高營養水果，適度攝取的話也是一種減肥聖品喔。

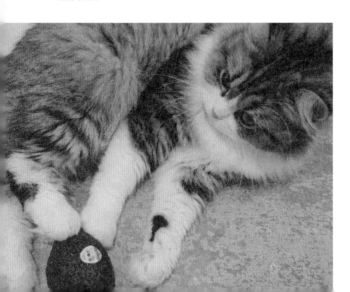

　　跟大家分享一個案例，我有一位上班族的年輕病患，工作忙碌常常沒有按時吃飯，並且時常在公司訂飲料、吃零食；下班以後爲了紓壓，三天兩頭就去夜市吃宵夜，回家後還熬夜追劇。一、二年

6酪梨　✛　護肝養肝前10強　　31

下來，他的體型慢慢朝橫向發展，就在幾個月前，他接受公司年度體檢，除了體重過重之外，竟然被檢查出中度脂肪肝、膽固醇過高及肝指數異常。他因為擔心自己年紀輕輕就中風或肝硬化，所以來我診所求診，希望找出病因及解決之道。

其實這位患者就是典型的「上班肥」，由於不正常的飲食習慣跟熬夜，造成體重逐漸上升，導致膽固醇過高及脂肪型肝炎等問題。但他不喜歡吃藥，希望能透過飲食方式瘦下來、改善健康問題，因此我建議他先戒掉吃宵夜跟喝飲料的習慣，養成早睡早起和規律運動的生活型態。

另外，我也請他平時可以在**吃中餐或晚餐之前**，先吃一點**酪梨**。他聽了我的建議，將酪梨列入平時的飲食菜單中，加上配合生活作息跟運動調整，6個月後他來回診時，比對之前的抽血報告，膽固醇跟肝指數都慢慢地下降了，體重也下降不少！我們都很替他開心，他完全沒有用藥物來控制，只是一個簡單的飲食選擇跟改變，讓這位病患輕鬆贏回健康。

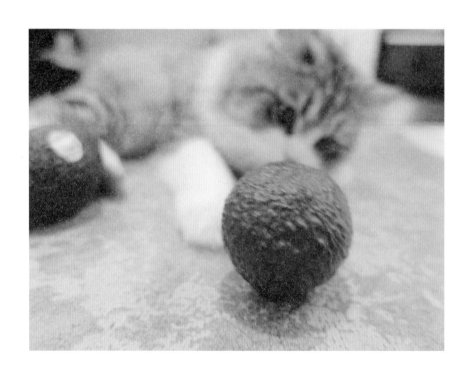

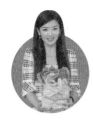

醫師娘說食材

1 酪梨蛋沙拉吐司
2 酪梨鮮蝦義大利斜管麵

　　酪梨本身沒有什麼甜味，吃起來有油潤滑柔的口感，要生吃酪梨會讓有些人覺得怕怕的，不過由於它的營養價值高，所以我們還是要想辦法好好享受這款超級食物！**在料理中改變一些做法**，就能讓酪梨變得容易入口喔！(生食和做料理的酪梨都是同一種喔，挑選方式和圖片在下方)

　　家人中，只有大兒子敢單吃酪梨，每次看他拿著湯匙挖起酪梨吃下去，我打從心裡佩服他！沒有經過調理的酪梨，我總是怕怕的，於是我喜歡把酪梨料理得不像原本的樣子，讓它化身為酪梨醬後，隱藏在餐桌上，不僅餐點變營養了，挑食的小兒子也就忘記酪梨的存在，通通吃下去了，是不是一個很好的**「食材偷渡法」**呢？

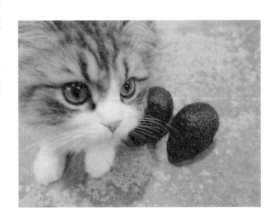

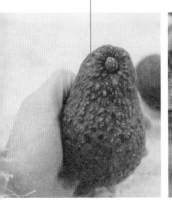

未成熟酪梨

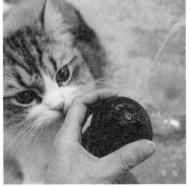

酪梨（蒂頭已咖啡枯黃，表示已經熟了）

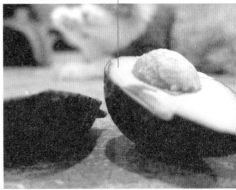

酪梨成熟了

酪梨蛋沙拉吐司

莘妮
上菜

名醫家吃什麼！

食材 & 配料

熟成酪梨	1顆
（選購時，選擇較深咖啡色的，表示越成熟）	
水煮蛋	2顆
小黃瓜	半條
檸檬	半顆
美乃滋	適量
鹽、黑胡椒	適量
吐司	1片

做法

1 將酪梨果肉取出搗成泥，擠上少許檸檬汁防止氧化。
2 水煮蛋2顆切丁。
3 小黃瓜挖子後切丁（挖籽後的小黃瓜拌入沙拉才不會出水）。
4 把所有食材混在一起後，視個人口味加入鹽、黑胡椒、美乃滋。（美乃滋也可以不加）
5 先將吐司片烤過，將混合後的酪梨蛋沙拉鋪平在上即可享用。

酪梨

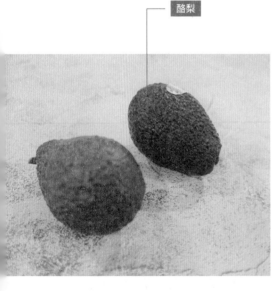

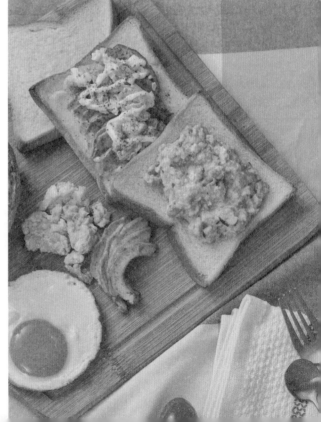

酪梨鮮蝦義大利斜管麵

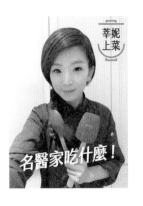

莘妮上菜

名醫家吃什麼！

食材 & 配料

熟成酪梨	1顆
鮮蝦	7~8隻
熟腰果	7~8顆
斜管麵	兩人份
鮮奶	
洋蔥	1/4顆
蒜頭	2顆
鹽、黑胡椒	適量

做法

1　燒一鍋水，水中撒鹽，待水滾後放入斜管麵（各家廠牌的麵包裝背後都會有烹煮時間，可依照指示，在水開後煮麵計時）。

2　取出酪梨果肉，放入果汁機加入60cc牛奶打勻。

3　平底鍋倒入少量油熱鍋，蒜頭、洋蔥切丁下鍋炒到洋蔥半透明。

4　加入鮮蝦繼續拌炒，等到蝦子變紅時，加入打好的酪梨牛奶，煮30秒。

5　加入適量的鹽、黑胡椒調味。

6　斜管麵煮熟後，瀝乾水份備用。

7　將煮好的斜管麵加入做法4所有食材，拌勻後撒入腰果卽可上桌。

斜管麵

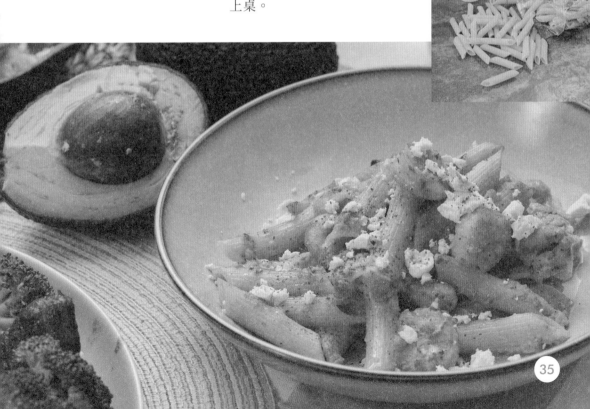

35

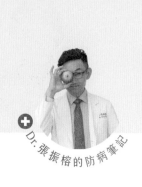

★ 07
甜菜根

{ 生命來源、熱情似火的紅寶石 }

　　台灣眞是寶島，北回歸線經過南台灣，將台灣分爲熱帶和亞熱帶，氣候四季鮮明、陽光充足，有「水果王國」的美譽當之無愧！可以讓我們在這片土地上孕育出如此豐盛多樣的蔬果，提供各類營養素給我們、讓我們的餐桌充滿變化。

　　甜菜根富含有特殊營養素**「甜菜紅素」**，屬莧科甜菜屬，其葉子進行光合作後將養分傳輸到甜菜根部，營養存留於根部中，大小約在400g左右時採收，採收時農民會將上方的葉子切掉。而除了甜菜根之外，外表像一團炙熱紅色火球的**「火龍果」**Dragon fruit，也和甜菜根一樣，富含甜菜紅素。

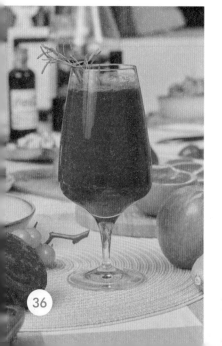

　　甜菜根中的甜菜紅素，有利於提升身體的抗氧化能力，是**抗癌性極佳**的抗氧化劑，且本身膳食纖維非常豐富，可降低脂肪肝產生，進而保護肝臟。

　　注重養身或健身的民眾應該都知道，甜菜根熱量相當低，且富含維生素C、A、B₁、B₂、膳食纖維、以及容易消化吸收的醣類，其中甜菜根裡的水溶性膳食纖維可促進腸胃蠕動、幫助消化、調整腸道功能，協助礦物質吸收，加上含有豐富的鐵、磷、鉀等，營養價值很高，有助人體獲得均衡營養，時常被推廣作爲**養生湯、精力湯**的食材，在減重、生機飲食中，也時常可以看到它的身影。

醫師娘說食材

　　回想幾年前、孩子還很小的時候，張醫師帶著我們全家到美國西岸的加州旅行。我們在美國租了一台可以在車上吃喝拉撒睡的 RV 休旅車，帶著當時只有 3 歲跟不到 2 歲的兒子，用一台 Garmin 導航機在美西展開 21 天的旅行！整個旅程都很美好，享受著加州的陽光和空氣、開著 RV 車，旅途一路走走停停，經過洛杉磯、拉斯維加斯、大峽谷、還去了空氣中瀰漫著酒香的小鎮——納帕谷。舒適悠閒的慢活方式，讓即使已經過了許多年的我們，仍舊非常懷念那一趟旅程。

　　記得當時一切都非常美好，唯獨最困擾我們的事情就是：還在包尿布的小兒子在旅程中排便不是很順利，人在外地真的是擔心極了，當我們發現弟弟出現不大便的情形時，已經是便祕的第三天了。當時是我們停留在大峽谷的夜晚，在開了一天的車之後，我自己想像那個夜晚應該是跟張醫師忙完一切、等孩子睡著後，生著營火，享受寧靜的夜，仰頭看著大峽谷

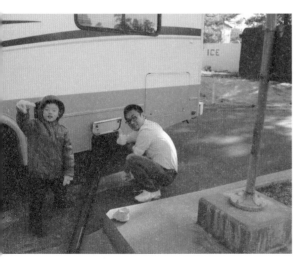

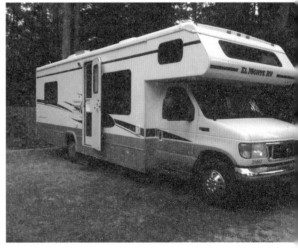

的星空，然後聊著這旅程的美好……殊不知還沒開始浪漫，大不出便的弟弟隨著肚子絞痛的頻率升高，尖叫聲劃破了所有的寧靜和美好。

　　在連夜緊急處理好弟弟的狀況後，我們帶著遺憾的心情離開了大峽谷，下山後第一件事就是去超市採買，那天我的目標很明確，就是挑選可以讓弟弟腸道蠕動的蔬果，當時我毫不猶豫地買了**香蕉和甜菜根**。之後經過飲食調整，弟弟排便情況也大幅改善了，讓我們順利完成後面的旅程。

　　甜菜根很常出現在西方世界的餐桌上，一開始不大會料理的我，有點害怕它吃起來的土味，買回來只會水煮，後來才漸漸學會原來甜菜根有許多料理方式、變化多元。在購買甜菜根的時候，如果葉子沒有被農夫切掉，千萬不要扔掉喔！甜菜根的葉子也可以吃的，記得先將葉梗切下，與根分開保存，以免葉子持續**消耗掉根的養份**。而且莖跟葉子的部份營養價值都很高，我們可以將莖切段與蒜頭爆香後，再放入葉子一起拌炒，簡單用鹽巴調味後，又是一道營養價值超高的菜餚。

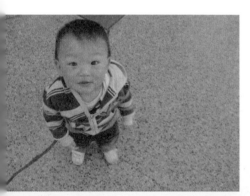

　　相信你跟我一樣，曾經都對甜菜根感覺很陌生，而且很難相信過去60年代台灣已有甜菜根的栽培了，只是因為大家對甜菜根的料理太生疏，多半都被當時的農民們拿來餵豬了，不太看到相關的料理，但今非昔比，近幾年來因為它營養價值高、養生和健身的話題又熱燒，誰會知道當年的甜菜根如今搖身一變，變成了護肝保肝、抗氧化、抗癌界的極品、讓許多養生專家都趨之若鶩呢！

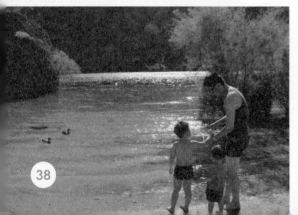

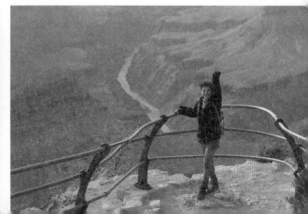

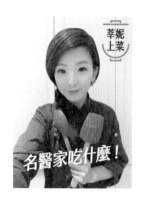

莘妮
上菜

名醫家吃什麼！

Sydney's Magic Healthy Recipe

粉紅瘦身拿鐵ABC

◇◇◇◇◇◇◇◇◇◇◇◇

食材 & 配料

蘋果	1顆（A）
（不限哪一種）	
甜菜根	1顆（B）
紅蘿蔔	1根（C）

做法

1　將蘋果、甜菜根和紅蘿蔔用清水清洗乾淨。

2　把蘋果、甜菜根和紅蘿蔔連皮切塊、蘋果去核。

3　將所有材料放入調理機中，打至泥狀。

4　如果不喜歡喝起來有渣的口感，可使用過濾布過濾。

菜
後記

甜菜根是一個時常被遺忘的蔬菜，但它其實是營養價值很高的抗氧化食品，一般傳統市場很難看到它的身影，不過在有機店倒是很有機會可以買到。我很喜歡ＡＢＣ搭配之後喝起來甜甜的感覺，尤其是夏天加一點冰塊一起喝，不僅比手搖飲健康，還能養顏美容兼瘦身，有多功能的效果，大家不妨可以打來試喝看看喔！

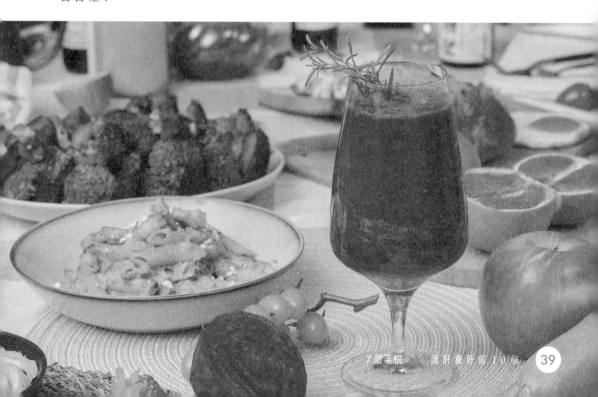

甜菜根沙拉

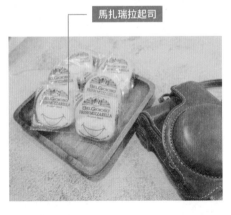

莘妮上菜

名醫家吃什麼！

食材 & 配料

甜菜根	2 顆
紅蘿蔔去皮切片 8~9 片	
特級初榨橄欖油 3 湯匙	
海鹽	適量
黑胡椒	適量
綜合生菜	
蘋果不去皮切片	
水波蛋	1 顆
（下方會示範）	
馬扎瑞拉起司	適量
巴西里葉	

（我自己有種植，如果不加也沒關係）

做法

1. 烤箱 190 度預熱。
2. 甜菜根去皮、切薄片或切塊備用。
3. 取一烤盤，鋪上烘焙紙，將甜菜根、紅蘿蔔放入烤盤中，淋上橄欖油，烘烤 30~35 分鐘。
4. 烘烤 25 分鐘後，用筷子插進去甜菜根、紅蘿蔔，確認可以穿透即可。
5. 烤熟後，將甜菜根取出放涼 10~15 分鐘。
6. 同時用微波爐煮水波蛋，準備一個碗裝熱水，將蛋打進熱水裡，放進微波爐裡用中火力微波 30 秒，10 秒左右開一下微波爐檢視，看蛋白凝固後即可，過程中可開微波爐避免蛋爆開，水波蛋完成後備用。
7. 馬扎瑞拉起司切成 1 公分寬大小。
8. 取一個平盤依序放入綜合生菜、甜菜根、紅蘿蔔、馬扎瑞拉起司，加入適量的鹽、黑胡椒。
9. 輕輕的將水波蛋滑入、撒入巴西里葉裝飾後即可食用。

菜後記

甜菜根沙拉是一個很繽紛的蔬菜盤，甜菜根那紅得發紫的顏色放在綠葉中非常耀眼，而且它還是一個很耐放的根莖類食材，我常會在家裡存放一、兩顆，想用的時候隨時就有，平常把甜菜根切成細末跟豬肉或牛肉拌勻做成丸子吃，這樣就沒有甜菜根的土味，小孩大人都搶著吃喔！大家有機會也可以試看看。

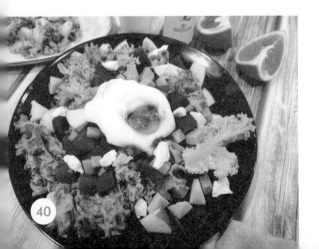

馬扎瑞拉起司

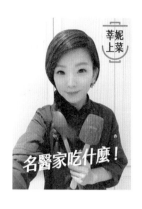

Sydney's Magic Healthy Recipe

紅寶石丸子湯

食材 & 配料

甜菜根	1 顆
紅蘿蔔	1 根
南瓜	1/4 顆
雞絞肉	200g
豬絞肉	100g
洋蔥	半顆
雞蛋	1 個
香菜	適量
鹽巴	適量
胡椒	適量

做法

1 甜菜根與紅蘿蔔洗淨，去皮、切塊放入鍋中加水煮至熟透，煮透後撈起；南瓜洗淨去皮、去籽、切塊備用。

2 洋蔥切丁，另起一鍋以少油炒至香氣釋出後撈起放涼，再加入豬絞肉、雞絞肉、雞蛋和鹽、胡椒拌勻成肉餡備用。

3 將甜菜根、紅蘿蔔與南瓜以調理機打成泥狀，放湯鍋裡加水煮至沸騰。

4 將步驟2的絞肉捏成適口大小的肉丸子，置於步驟3的湯鍋中，以小火續煮至熟透，最後盛碗、加入香菜即完成。

菜後記

紅到不可思議的甜菜根肉丸湯，在台灣很少見，但卻是營養豐富的一道湯品，可以讓不敢吃甜菜根沙拉的人食用，真的好吃！我在喝這道湯品時，會把肉丸子碾碎泡在甜菜根湯裡，也別有一番風味喔！

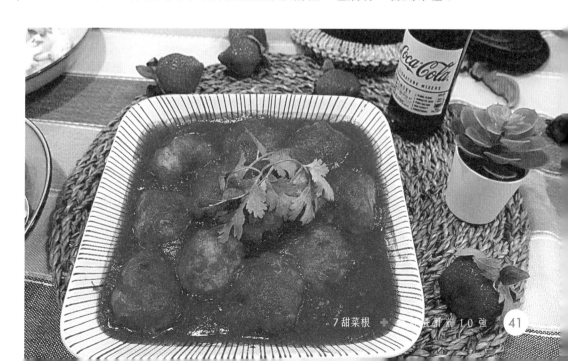

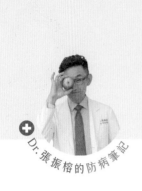

Dr. 張振榕的防病筆記

★
08

綠花椰菜

{ 超級食物中的「肝臟清道夫」 }

十字花科蔬菜有許多種，它是一種蔬菜的分類，這類食物大多**護肝且抗癌**，例如：綠花椰菜、白花椰菜、高麗菜、青江菜、芥菜、芝麻葉和白蘿蔔等。

其中尤其是**綠花椰菜**，營養價值非常高，而且營養素十分全面，在我家餐桌上常常會出現！它主要營養素有蛋白質、碳水化合物、脂肪、礦物質、維生素C和胡蘿蔔硫素等。

每100g新鮮的綠花椰菜中，就含有蛋白質3.5g~4.5g，是番茄的**4倍**！綠花椰菜中的維生素也比白蘿蔔、白花椰菜、高麗菜更為豐富，礦物質的成份有鈣、磷、鐵、鉀、鋅、錳等，也比白花椰菜高出很多。

綠色是健康的顏色，超級食物的綠花椰菜可以說是**肝臟的清道夫**，它不僅抗癌又護肝，熱量也低，常常在減肥菜單中出現；最重要的是，營養價值如此豐富的綠花椰菜，在台灣不管春夏秋冬任何季節都可以輕易買到，如此十全十美的花椰菜，說它是所有蔬菜中的**「護肝王者」**，也當之無愧！

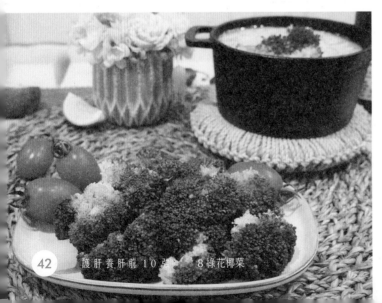

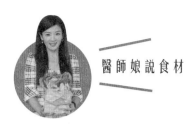

醫師娘說食材

1 烤花椰菜
2 紅燒肉蒸花椰菜

　　營養豐富的綠花椰菜帶有漂亮的鮮綠色，是我們餐桌上最常出現的一道蔬菜，不用太複雜的烹飪技巧和調味就相當可口，記得在兒子還小的時候，綠色對孩子來說都是「**魔鬼食物**」，為了讓孩子可以吃下各種健康蔬菜，我都要絞盡腦汁編故事，例如青豆仁是「**綠色的雨滴**」、馬鈴薯泥是「**天空上的雲**」、花椰菜是一群頭髮太長、需要英雄幫忙解救的「**小妖怪**」。有一次我跟兒子說：「請你救救這朵花椰菜吧！它需要你幫它理頭髮。」兒子就拿起花椰菜，把綠色花朵啃得光光的，用嘴巴幫它們理頭髮！

　　現在回想起來，當時還小的孩子真的好天真好可愛，那時候的我還真是用心良苦呀！還好現在長大了，知道花椰菜的好，都會自己夾來吃，偶爾聊到綠色小妖怪花椰菜需要剪頭髮這件事，大家都會笑成一團！

　　花椰菜是個神奇的角色，**可以當主角也可以當配角**。有時候滷一鍋紅燒肉，擺盤放上綠花椰菜點綴，盛盤出菜的時候，家人都會被驚艷到，可能誤以為在家裡居然可以吃到餐館才有的菜餚，其實這只是一個擺盤的小技巧，把醬黑發亮的紅燒肉跟花椰菜拼在一起，強烈的視覺對比，會讓菜餚增色不少。

　　當綠花椰菜轉化為主角時，以前還不懂料理，都以水煮、清燙為多，後來看到有一項實驗，將4種十字花科蔬菜分別水煮、蒸熟、油炒，結果發現水煮5分鐘後，蔬菜中的**抗癌成分會流失20%~30%**，半小時後**流失達70%**！而用蒸的，即使蒸了20分鐘，流失仍少於其他烹煮方式，所以學者建議盡量不要讓花椰菜碰到水，用蒸的可以保留更多營養素。

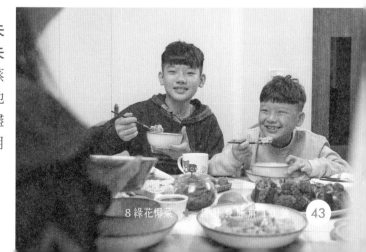

8 綠花椰菜

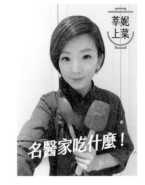

Sydney's Magic Healthy Recipe

烤花椰菜

莘妮上菜

名醫家吃什麼！

食材 & 配料

綠花椰菜	1棵
鹽巴	適量
黑胡椒	適量
橄欖油	

做法

1　將花椰菜在流動的水下洗淨。
2　切成小朵狀後用刀子撕去外皮。
3　將烤箱預熱至180度。
4　花椰菜放入烤盤中，撒上鹽巴、黑胡椒、辣椒粉調味，再淋上橄欖油。
5　180度烤15分鐘即可盛盤。

菜後記

烤花椰這道菜只要不要烤焦，真的是史上最簡單的料理！如果再添加幾樣耐烤的蔬菜上桌，如：紅、黃椒、茄子等，拼湊在一起後色彩很美，又是一道上得了廳堂的宴客料理！通常在我們家餐桌上，只烤一棵花椰菜會像蝗蟲過境般，瞬間秒殺！後來只要烤花椰菜，我都會準備2棵來烤，讓孩子一次吃個夠！還在清蒸或是熱炒花椰菜嗎？改天換個料理方式吃看看喔！

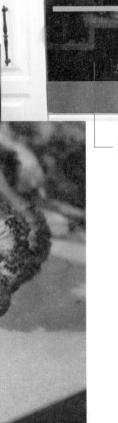

莘妮的烤箱

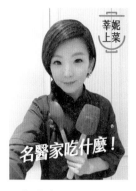

莘妮
上菜

名醫家吃什麼！

Sydney's Magic Healthy Recipe

紅燒肉蒸花椰菜

食材 & 配料

綠花椰菜	1 棵
五花肉	1 條
蒜頭	3~4 瓣
冰糖	適量
醬油	3 大匙
蠔油	3 大匙
胡椒	適量

做法

1　將買回來的五花肉洗乾淨，切成 1~1.5 公分寬。

2　鍋子熱鍋不用放油，將五花肉依序放入鍋中，乾煸出油，五花肉煸至金黃色後撈出。

3　鍋中有乾煸五花肉殘留的油，將冰糖放入，開中、小火讓冰糖融化，跟油融合在一起。

4　冰糖融化之後，將五花肉放入炒出醬色，再放入蒜頭。

5　加入醬油、蠔油、胡椒翻炒一下。

6　倒入開水淹沒五花肉，大火燒開後蓋上鍋蓋，中、小火燉煮 40 分鐘。

7　將花椰菜洗淨後，蒸熟備用。

8　40 分鐘之後，打開鍋蓋，開大火收汁至醬油湯變濃稠，試味道依個人口味調整鹹淡。

9　取一個盤子將花椰菜畫圓順時鐘擺上，盛入紅燒肉即完成。

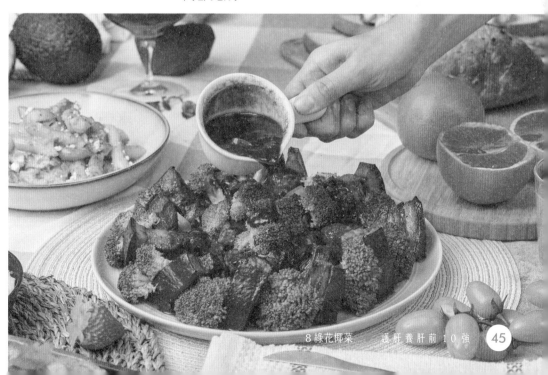

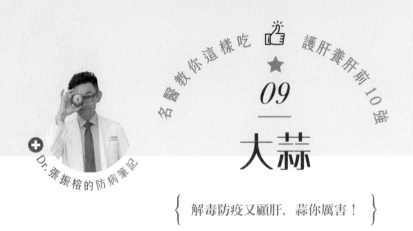

★
09

大蒜

{ 解毒防疫又顧肝，蒜你厲害！ }

　　台灣人愛吃香腸，在旅遊區常常出現香腸攤的蹤影，每次都會看見遊客買了香腸之後，一口香腸、一口蒜頭，吃得津津有味！我都會忍不住暗笑：曾幾何時蒜頭跟香腸成為最佳的搭配組合了呢？香腸裡含有亞硝酸鹽，我們都知道，醃製物品多吃會致癌；而大蒜含有的**鍺元素與硒元素**，具有抗氧化、強化免疫力的功能，甚至有人稱大蒜是**防癌抗癌聖品**，這樣一個致癌的香腸配上抗癌的大蒜，讓人有種衝突的安慰感，哈哈。

　　大蒜富含**至少33種以上**的硫化物、多種酵素、胺基酸及微量元素。而以「**大蒜素**」為首的多種硫化物，具有相當強大的抗氧化能力，也可以提升肝臟解毒功能、抑制致癌物質活化、降低膽固醇及具備抗凝血功效。因此，多吃大蒜可以改善脂肪肝、避免肝臟發炎、減少肝癌發生率及降低心血管疾病的風險。

　　近兩年來，新冠肺炎和變種病毒疫情大爆發，讓大家生活都受到極大的影響，除了盡快接種疫苗之外，如何增加自身的免疫力、避免感染，相信是大家最關心的！大蒜萃取物不但可以增加我們身體中負責抵抗病毒**的自然殺手細胞活性**、提高免疫系統機能，而且平時就養成習慣吃一點大蒜，更能幫助我們免疫系統活化、改善病毒清理效率，也有可能降低感染新冠肺炎的機率喔！

醫師娘說食材

1 蒜香橄欖油(油封法)
2 蒜味香草橄欖油(冷油法)
3 香蒜燉雞湯

　　馬鈴薯發芽後，會產生大量有毒的**「茄鹼」**，「茄鹼」有耐高溫的特質，所以發芽的馬鈴薯不是削了皮就沒事，就算我們去除芽眼、削皮、加熱，茄鹼都可能微量的存在馬鈴薯裡，有中毒的風險，所以當我們發現買回來的馬鈴薯發芽時，千萬不要心疼捨不得丟！應該要立即丟棄，不要再食用。

　　那相對的，當我們買回來的大蒜如果發芽了還可以吃嗎？大蒜是百合科蔥屬，雖然會發芽，但是發芽後的大蒜，只會消耗掉大蒜的部分營養、營養價值下降，並不會因此產生有毒物質。而且蒜頭發芽後，綠色嫩苗會從蒜瓣中長出來，若放入土裡繼續生長，葉子長大後就叫做青蒜，也就是我們常吃的蒜苗炒豬肉。所以發芽的大蒜千萬不要扔，雖然營養價值下降，但對於吃不習慣大蒜瓣或家中大蒜量過多吃不完時，也可以把蒜頭培育成青蒜喔。

　　蒜頭是廚房必備的辛香料之一，常常在看到蒜頭盛產時，會忍不住貪心的買上一大包，雖然知道發芽後的蒜頭仍可食用，但偶爾會遇到存放太久的蒜頭發霉、爛掉，還是會覺得浪費可惜。在挑選蒜頭的時候，最好選擇**「連皮帶蒂頭」**的，只要在每次使用的時候，按當時需求一瓣一瓣剝下來使用，這樣可以延長蒜頭的保存期限。

　　我現在只要不小心買過多的蒜頭，就會多花一點時間來做整理跟延續保存，卽使用到最後一顆蒜頭，都希望它們是新鮮的。以一個**小氣煮婦**的精神，這樣處理蒜頭之後，我們家中已經很少會看到蒜頭發霉的情形了！而且如果購買太多蒜頭，回來後我會取部分蒜頭，拿來製作成香氣十足的蒜香橄欖油使用或送人喔。

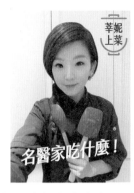

Sydney's Magic Healthy Recipe

蒜香橄欖油（油封法）

食材 & 配料

蒜　　　　　　　　100g
特級初榨橄欖油 150cc
玻璃瓶

做法

1 玻璃瓶冷水下鍋煮沸後確實烘乾，確保瓶中沒有細菌與水分。
2 去除蒜頭的外皮後倒入食物調理機，打成細小顆粒狀。
3 起一鍋子，將橄欖油倒入加熱至50度。
4 倒入蒜頭後，小火煸出大蒜香氣即可熄火。
5 待蒜香橄欖油冷卻後，將成品倒入玻璃瓶中，蓋子蓋上鎖緊，放入冰箱冷藏。
6 請記住，大蒜橄欖油務必冷藏保存。

菜後記

蒜香橄欖油做法跟油封鴨的製作方式一樣，透過油封後的蒜頭，不僅營養素沒有流失，風味還更加迷人。蒜香橄欖油製作過程非常的簡單，如果家中有食物調理機，更是事半功倍。而這一罐香氣逼人的蒜香橄欖油，不但在料理時方便使用，在蒜頭盛產時只要選個造型漂亮的瓶子，蒜香橄欖油便成爲美得像藝術品、送給親朋好友最好的手工伴手禮了！

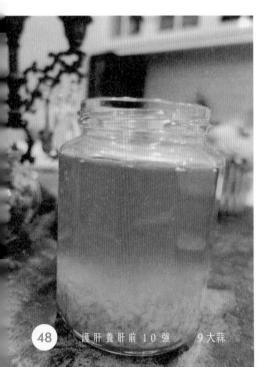

特級初榨橄欖油

蒜味香草橄欖油（冷油法）

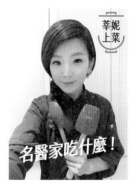

莘妮
上菜

名醫家吃什麼！

食材 & 配料

蒜	10~12 瓣
特級初榨橄欖油	
玻璃瓶	

香草植物 3 種：
（一般花店均可買到）

迷迭香	1 枝
百里香	1 枝
月桂葉	2 葉

菜
後記

做法

1. 玻璃瓶冷水下鍋煮沸後確實烘乾，確保瓶中沒有細菌與水分。
2. 去除蒜頭的外皮。
3. 將香草洗淨，一定要曬乾再使用。
4. 玻璃瓶倒入蒜頭後，放入 3 種香草。
5. 將特級初榨橄欖油倒入玻璃瓶中，請確保油一定要淹過香草，如果沒有確實淹過香草，露出來的部分可能會發霉變質。裝油的時候要裝滿，勿讓瓶子裡有太多空氣，這會讓油品容易氧化、失去風味。
6. 放入冰箱冷藏即可完成。
7. 請記住，大蒜橄欖油務必冷藏保存。

春天是購買香草盆栽的季節，雖然我時常把香草養到枯萎，但仍無法抹去我愛養香草的決心，曾經我在內湖花市跟老闆分享我的煩惱，總是養不好該怎麼辦？老闆安慰我說，你一定會有養起來的那一天，大家都一樣，加油！於是我就放心的一盆一盆買，終於越種越有心得了，蒜味香草橄欖油作法很簡單，做沙拉的時候淋上去後，大大增添了沙拉盤香氣，在自己的小小廚房裡也米其林了起來，趕快動手做一瓶試看看吧！

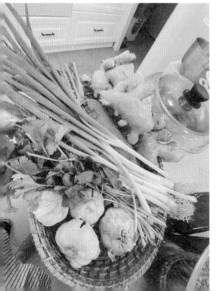

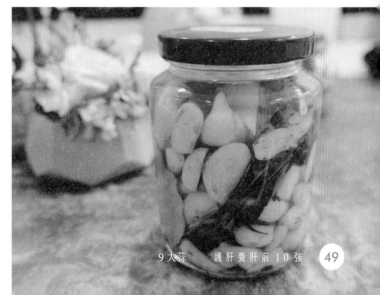

香蒜燉雞湯

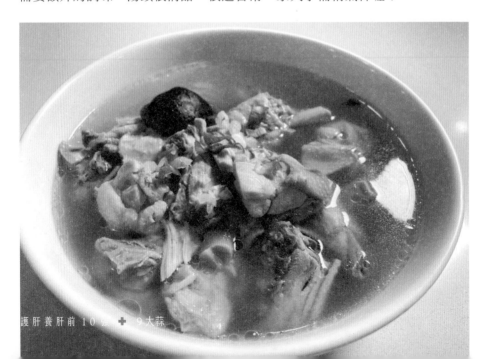

食材 & 配料

土雞雞腿	2隻
蒜頭	5-6顆
鹽巴	適量
紹興酒	適量
(可用米酒代替)	
清水	

做法

1 將雞腿洗淨備用。

2 起一個湯鍋注入冷水將雞腿放入，大火煮開跑活水。（**跑活水**：可使肉品中的血水等雜質慢慢釋出，達到去除腥味的效果，若等水沸騰後再把肉用熱水汆燙，不但會將肉類表面蛋白質瞬間凝固，血水也不易滲出，無法去除肉類腥味。）

3 水滾之後，撈出雜質，將血水倒掉，用冷開水將雞肉洗淨。

4 準備乾淨湯鍋，放入雞腿肉後，注入冷開水1000cc，放入大量的蒜頭、紹興酒適量，大火燒開後，轉中小火燉煮50分鐘，加入鹽巴調味。

菜後記

紹興酒味道比米酒甘醇濃厚，比起米酒，我在料理時更喜歡用紹興酒來入菜。我時常會在料理醃製豬肉或雞肉時加一點去腥與增味，它也很適合用來燉煮肉類料理喔！前陣子記者來家裡採訪保肝食材，我煮了香蒜燉雞湯，當時滿屋子瀰漫著蒜頭香，讓一直很客氣的攝影大哥跟記者都忍不住喝了幾碗。這道湯不需要額外的調味，湯頭很清甜，很適合幫一家大小補精氣神喔！

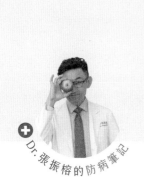

10
柑橘類

{ 黃澄澄的柑橘類，渾身都是寶！ }

　　冬天盛產橘子的時候，岳父岳母總是會一箱又一箱的從中部寄到台北來給我們吃，這讓最喜歡吃橘子的我特別開心！印象中，我最高紀錄可以一口氣吃掉 8 顆橘子！這個世界之舉讓老婆看得嘖嘖稱奇，覺得為什麼肚子裡可以裝下這麼多東西？非常不解。

　　但我實在是太喜歡橘子那種酸甜酸甜的滋味了！忍不住一顆接著一顆吃，依照標準來說，我應該是過量了，正常來說一天食用約 2~3 顆就很多了，我等於是超過了 3、4 倍，不過多食無壞處，只是讓肚子很撐而已。

　　橘子含有豐富的**肌醇**，我們每天必須的肌醇量約為 2 顆橘子，100% 的橘子汁只要喝一杯就能滿足我們所需要的量。但肌醇是什麼呢？**肌醇是水溶性類維生素物質**，最主要的功能為：幫助清除肝臟脂肪、預防動脈硬化，減少三酸甘油脂的堆積，對**脂肪、膽固醇代謝**相當重要，還可以改善高血脂症。

　　而柑橘類水果富含肌醇外，柑橘多酚也是對身體很健康的營養素，能夠抗發炎、幫助降低心血管疾病、預防癌症，同時也是很好的**抗氧化劑**。

　　柑橘多酚分布在柑橘果肉跟果皮之間、那些白色絲狀的細絲裡面，但有時會因為吃起來有點苦味而被拿掉。而這些細絲中還富含葡萄糖酸跟植物類黃酮，也被許多研究認為具有**減少發炎、抗過敏、防癌**的功能。

我很喜歡喝咖啡，一天幾乎會喝到2杯左右，但是喝咖啡的壞處是它會消耗身體裡的肌醇，爲了避免流失肌醇，我們可以多補充柑橘類水果，避免讓咖啡因消耗掉體內的肌醇，所以我愛的橘子除了好吃之外，也很營養、很顧肝保肝喔！因此在柑橘季節盛產時，是不是更有理由可以怒吃一波呢？(不要給貓吃橘子啦，我只是逗他的~)

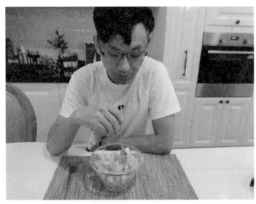

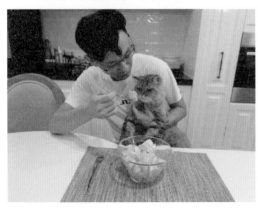

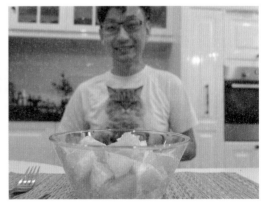

醫師娘說食材

1 法式焦糖葡萄柚
2 橙香雞丁

　　我很喜歡小時候跟爸爸去山上摘橘子，嚴格來說，應該是叫「剪橘子」。雖然山上天氣冷冷的，但是有冬天溫暖的陽光灑在身上，雙手忙碌著其實也就不冷了。為了剪橘子我們還踩著梯子，上上下下的，身體還因為這樣暖和了起來呢！看著黃澄澄的橘子一顆又一顆的被剪下來裝滿整個簍子，有著滿滿的成就感。過程一邊剪橘子、一邊聊天那感覺好是愜意，偷懶的時候，還可以隨意選一個拿起來沉甸甸的、最喜歡的大橘子，剝開後在橘子園裡品嘗，在溫暖的陽光下品嘗感覺格外的香甜多汁。

　　我在橘子園裡真的不知道吃了多少顆，熱情的橘子園老闆不但不怕我們吃，還擔心我們吃不夠，在我們剪完橘子之後，又多贈送我們兩大箱滿滿的橘子！爸爸有這麼一位熱情的朋友，讓我們家的冬天永遠有吃不完的橘子，多到媽媽想辦法入菜，爸爸把它當裝飾品擺設，而我們則拿橘子皮跟小狗玩，即使到了今天，在每個冬天的季節裡，我們家都有源源不絕的橘子可以享用呢！

　　剪完橘子後，爸爸跟老闆一起享用橘茶，老闆直誇喝橘茶對身體的妙處，有豐富的維生素C跟檸檬酸，可以養顏美容、還可以消除疲勞，讓當下的我們一杯當補身、一杯當美容，咕嚕咕嚕地喝了好幾杯。

　　老闆除了知道橘子對身體的好處之外，還在園裡的販賣處販售了許多橘子的加工產品，例如：橘子提煉的精油、清潔劑、洗髮乳、沐浴乳，還有洗衣精等有機產品。橘子的用途如此廣泛，幾乎是十項全能了，難怪張醫師形容它「全身都是寶」！

　　其實不只是橘子，所有的柑橘類水果營養都很豐富，而且是全身上下都有可被利用的營養價值，尤其是黏在果肉跟果皮之間的白色細絲也有許多的養份，它含有非水溶性及水溶性的膳食纖維，多吃可以促進排便、改善膽固醇、有減少發炎、抗過敏、防癌的功能，下次吃橘子的時候，一丁點都不要浪費了。這十項全能的水果，真的是裡外都是寶啊！

法式焦糖葡萄柚

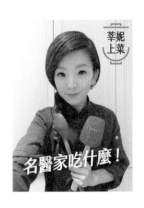

莘妮上菜

名醫家吃什麼！

食材 & 配料

葡萄柚	1顆
白砂糖	適量
瓦斯噴槍	

做法

1 將葡萄柚去頭去尾，與一般切柳丁跟香吉士切法相反，橫剖葡萄柚。

2 用水果刀沿著葡萄柚的皮與果肉接縫處劃開，將整顆果肉跟果皮分開、將果肉切成4等份。

3 再把挖出來的果肉放回皮裡面，讓它外形還是葡萄柚的樣子，表面撒上砂糖。

4 用瓦斯噴槍烤至表面呈現焦黃色即可，吃的時候叉子一叉就能入口，非常方便。

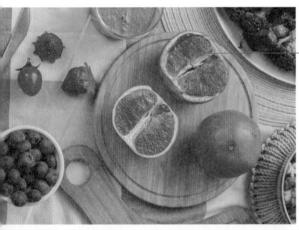

挖好果肉放回去

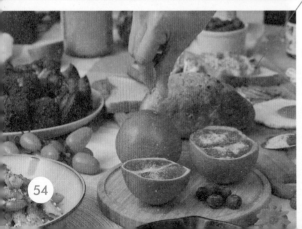

撒上糖

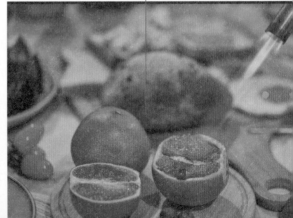

噴槍烤葡萄柚

橙香雞丁

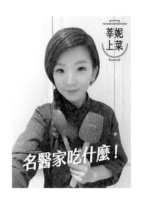

名醫家吃什麼！

食材&配料

雞胸肉	2~3 個
雞蛋	1 顆
胡椒	適量
鹽巴	適量
辣椒粉	適量
新鮮香橙或柳丁	2 顆
米酒	
太白粉	
砂糖	1 小匙

做法

1 將雞胸肉洗淨，切成 1 公分大小放入盤中。
2 香橙或柳丁刨 2、3 條的皮出來，果肉切半搾汁。
3 將少許胡椒、鹽、雞蛋、一湯匙辣椒粉、一大匙
　太白粉、少許米酒倒入盤中，醃製雞胸肉。
4 起一油鍋，待熱鍋後，放入雞胸肉快炒至金黃。
5 加入橙汁、橙皮，加少許糖、鹽調味。
6 大火收乾湯汁即可盛盤。

 菜後記　每次煮**橙香雞丁**時，小孩跟老公都會誇獎說這道菜好好吃喔！其實我自己也很喜歡，油炸食物總是比較油膩一點，但橙汁跟橙皮的香氣，除了很解膩，也增添了淡淡的柑橘香氣，很爽口，值得做看看喔！

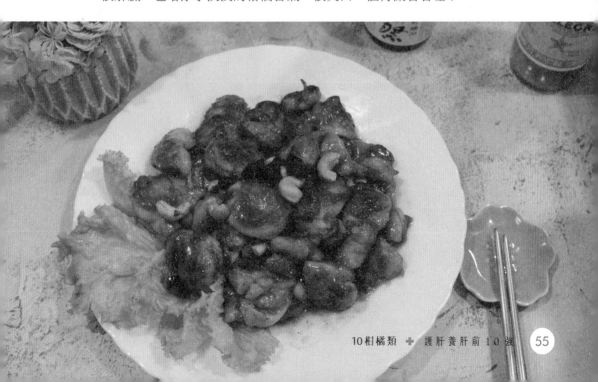

VOL.2 { **Dr. 張振榕的行動診間．**
6 種肝病「病後飲食」怎麼吃！ }

★ 腸胃名醫開聊　從防病到抗病

★ 獨創「腹部疼痛九宮格」檢查表

★ 黃疸不只是「肝病友」

★「血管瘤」VS.「肝腫瘤」比較表

★「急性肝炎」VS.「肝硬化」比較表

★「各類型肝炎」比較表

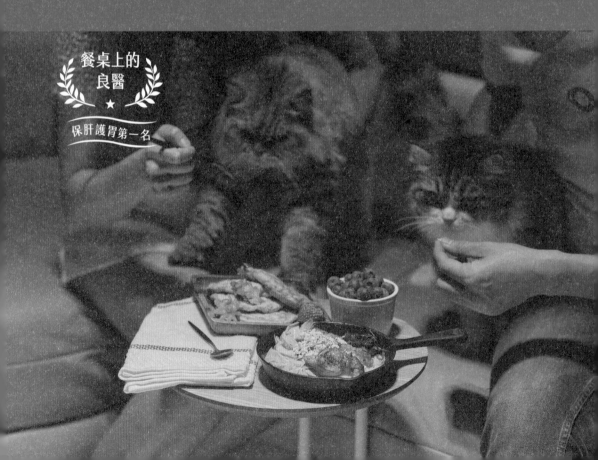

餐桌上的
良醫
★
保肝護胃第一名

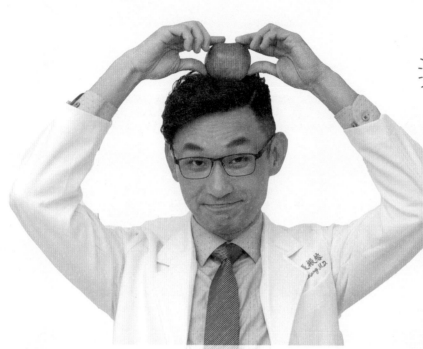

腹部

疼痛九宮格！

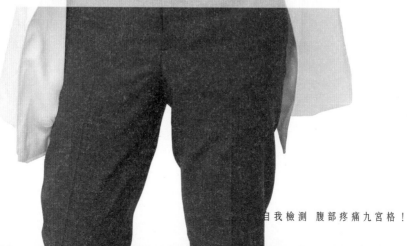

	（上腹）	
1（右上腹） 肝 膽囊 十二指腸	**4** 心臟、胃 十二指腸 胰臟、橫結腸	**7** 脾臟 胃 胰臟尾部（左上腹）
2（肚臍右側） 右腎 升結腸 右側輸尿管	**5** 中間（肚臍） 盲腸、小腸 主動脈	**8** 左腎 降結腸 左側輸尿管（肚臍左側）
3（右下腹） 盲腸 卵巢 右側輸尿管	**6** 直腸 膀胱、子宮 攝護腺、尿道	**9** 乙狀結腸 卵巢 左側輸尿管（左下腹）
	（下腹）	

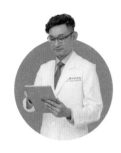

➕ 腸胃名醫的行動診間

腹部疼痛九宮格

在粉絲團和 Google 張振榕診所的留言區裡，曾經有一位可愛的病友留言給我，他說我的醫術精湛、看診細心、根本「新店胃神」，我看到留言時嘴裡說不敢當，心裡卻暗自高興了很久。

回想當時診斷這位病友的情形：他說自己時常肚子痛，他老婆說應該是應酬太多、外食太多導致胃炎，所以請他來我們診所就醫。他跟我說上腹跟右上腹的肚子會痛，有時候吃完飯就會不舒服，吃了胃藥後效果還好，沒有改善太多。聽完他的說明後，種種的跡象讓我幾乎已經是往胃科的方向診斷和檢查了，當天立刻安排照胃鏡的時間、日期，但就在這時候，我偏頭一想，他說自己右邊肚子偶爾也會隱隱作痛，這句話讓我不放心地多問了他一句……

我說：「請問你有沒有膽結石？」病友：「沒有！我在其他診所也有照過超音波，膽囊很 OK 沒問題，不過我爸爸有膽結石，他手術拿掉了。」聽到這裡，我心想病人既然都來了，西醫的精神不就是要**檢查、化驗、治療**嗎？於是我請他到超音波室床上躺下來，進一步做**腹部超音波**檢查。

神奇的一刻在超音波探頭放上去時發生了！咦？居然有結石，而且膽囊壁水腫增厚，很可能是有**急性發炎**的情況。我來來回回用超音逼探頭掃看了許久，越看越能確定應該是**膽囊**的問題，雖然在別的診所沒有發現膽結石，但在我的超音波探頭下，確確實實看見了石頭。於是我跟這位病友說明他的情況可能是膽結石導致的膽痛：**「腹痛也有可能是因為膽結石發作、膽囊發炎造成的。」**

由於這位病友的發病時間已經超過開刀的黃金期，加上他感染的症狀並不嚴重，因此我開了口服藥請他回家服用，希望可以把症狀壓下來，

也安排病友如期胃鏡檢查，這樣一來，更能確定是哪個器官出了問題。經過口服藥控制了幾天，病友回診做檢查的當天說：「身體的疼痛狀況雖然沒有完全好，但改善了百分之六十！」有改善雖然是好事，表示口服藥物有稍微壓下膽囊發炎的問題，但即使他說有改善，我們還是要做胃鏡來確定或排除胃部有沒有發炎。

當胃鏡檢查出來如我預期一樣是完全正常的，像是一關過一關般，我們繼續闖關下去，更可以放心地往膽囊這方向進一步治療了！口服藥吃了

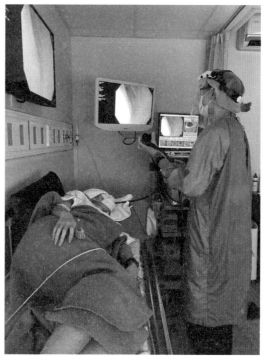

（圖片非當事人）

2個星期後，病友的狀況好更多了，這時候病友直誇我是神醫啊！他終於知道為什麼他在別的診所就醫吃藥都沒有效果的原因了，因為**他都只吃胃藥**！膽囊發炎吃胃藥怎麼會好呢？神醫是不敢當啦！我只是盡我專科所能看診，還好最後有在對的時候幫到他，讓病情沒有變嚴重、也沒有害他再一直吃錯藥下去了。我建議他調整好身體、讓病情穩定後，再來決定是否開刀切膽也不遲。

這件事情，讓我回想到曾經接受媒體採訪，記者詢問我：「能否分享一個方法，可以很簡單的分辨我們肚子痛時，大概是哪裡出了問題？」那時候我心裡想的是，我只相信科學的診斷，需要經過視診、問診、聽診、觸診、超音波，甚至是胃鏡……等，當這些檢查完成後，我才可以確認病人的病因，我不喜歡隔空問診、隔空下診斷，但是我相信記者想要幫民眾問的答案應該不是這些，他應該是希望我可以用經驗法則的方式，幫民眾簡單理出一個在家也可以簡易分辨疼痛部位代表什麼意思的方法，初步知道自己肚子痛時，是哪個器官出了問題？

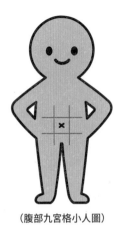

（腹部九宮格小人圖）

其實是有方法的，我們可以從**「腹部九宮格」**窺知一二。什麼是「腹部九宮格」？它其實是一個以肚臍爲中心，在我們腹部畫出一個「井」字的虛擬線，形成有九塊區域的九宮格，透過九個不同的腹痛位置，在相對應的部位裡，我們可以推測大概是哪個器官出了問題，再進一步確認，如左示意圖。其相對應可能出問題的器官如下：

1　右上腹疼痛　　：膽囊、肝臟、十二指腸。
2　肚臍右側疼痛：升結腸、右側腎臟、右側輸尿管。
3　右下腹疼痛　　：盲腸、右側輸尿管、卵巢。
4　肚臍上腹疼痛：心臟、胃、十二指腸、胰臟、橫結腸。
5　肚臍中間疼痛：盲腸、小腸、主動脈。
6　肚臍下腹疼痛：直腸、膀胱、子宮、攝護腺、尿道。
7　左上腹疼痛　　：脾臟、胃、胰臟尾部。
8　肚臍左側疼痛：降結腸、左側腎臟、左側輸尿管。
9　左下腹疼痛　　：乙狀結腸、卵巢、左側輸尿管。

　　在門診的經驗中，每個人的**「痛覺敏感神經」**並不相同，曾經遇到一位經營紙箱事業的病友，因爲工廠忙碌，把重心都放在事業跟丈夫身上，那時候診所剛成立幾個月而已，她帶老公來做身體檢查，從頭到尾，她都只幫老公安排，沒有想到自己，她一直宣稱自己是鐵胃、是健康寶寶。

　　當她老公做完胃鏡，結果顯示幽門桿菌是陽性，她聽完健檢報告後，聽從了我的建議接受幽門桿菌檢驗，畢竟一起共用餐具，加上又是枕邊人，被感染的機率很大。後來她選擇了照胃鏡。這位病友的胃鏡結果出乎大家的意料，不僅幽門桿菌呈陽性，連胃和十二指腸都潰瘍！這個案例眞的很特別，剛剛提到每個人的「痛覺敏感神經」都不相同，有些人可能只是輕微胃炎，身體就出現很多不適的症狀；反之，她明明腸胃已經嚴重到不行了，平常卻一點感覺也沒有！對痛覺不敏感的人，眞的要比一般人格外小心和注意。

腹部九宮格中，已經對應了五臟六腑疼痛的相應位置，女性腹部疼痛涵蓋範圍比男性更廣、更複雜，分很多種，不一樣的腹痛症狀，會讓醫生在問診時有參考的線索利於診斷，例如：

❶ 急性腹痛：急性腹痛是指突然發生的嚴重腹部疼痛，即使休息、服用藥物也無法緩解症狀，如果是突如其來的劇烈疼痛，請立即就醫。

❷ 慢性腹痛：慢性腹痛是指時常發生的腹痛，且持續超過一個月以上，通常會影響生活作息。

「腹部九宮格」對應症狀圖表

九宮格位置	急性腹痛	慢性腹痛
1.右上腹疼痛 可能症狀	膽結石合併絞痛 急性膽囊炎 急性十二指腸炎	慢性膽囊炎 十二指腸潰瘍 肝膽腫瘤
2.肚臍右側疼痛 可能症狀	右腎結石 輸尿管結石 升結腸憩室炎	升結腸腫瘤 右腎水腫 右腎腫瘤 輸尿管腫瘤
3.右下腹疼痛 可能症狀	盲腸炎 輸尿管結石 卵巢扭轉 子宮外孕 排卵痛	慢性發炎性腸病 盲腸腫瘤 輸卵管膿瘍 慢性骨盆腔發炎 泌尿系統疾病
4.肚臍上腹疼痛 可能症狀	急性胃炎 十二指腸炎 急性胰臟炎 急性心肌梗塞	慢性胃炎 胃潰瘍 十二指腸潰瘍 慢性胰臟炎 橫結腸腫瘤

九大區域 一次看！

九宮格位置	急性腹痛	慢性腹痛
5.肚臍中間疼痛 可能症狀	急性盲腸炎 小腸炎 腹主動脈瘤破裂	上腸繫膜動脈栓塞 慢性腹主動脈剝離
6.肚臍下腹疼痛 可能症狀	子宮發炎 子宮外孕 直腸炎 膀胱炎 急性攝護腺炎	直腸腫瘤 子宮內膜異位 慢性便祕 慢性骨盆腔發炎 慢性攝護腺炎 攝護腺癌
7.左上腹疼痛 可能症狀	急性胃炎 脾臟梗塞	慢性胃炎 胰臟偽囊腫
8.肚臍左側疼痛 可能症狀	左腎結石 輸尿管結石 降結腸憩室炎	降結腸腫瘤 左腎水腫 左腎腫瘤 輸尿管腫瘤
9.左下腹疼痛 可能症狀	急性腸炎 子宮外孕 宿便阻塞 輸尿管結石 卵巢扭轉 排卵痛	結腸腫瘤 慢性便祕 腸躁症 輸卵管膿瘍 慢性骨盆腔發炎 泌尿系統疾病

　　在參考九宮格對應的疾病時，千萬不要自己下診斷來嚇自己！我還是建議經由醫生門診檢查後才能判斷，此推測方式僅供參考，重點是希望你們在家發現自己腹痛時、就醫前，先不要慌，也不要只會跟醫生說就是「肚子痛」，能夠了解這九大區域的腹痛有何不同？更能好好守護自己和家人的健康！

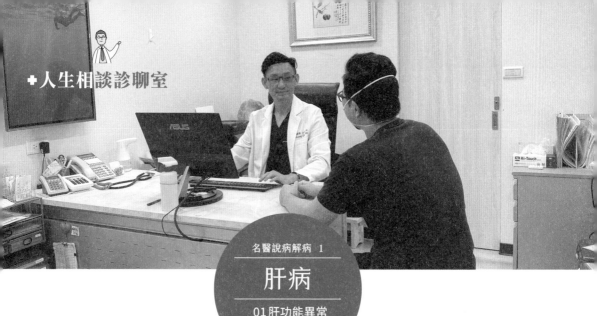

+人生相談診聊室

名醫說病解病 1

肝病

01肝功能異常
02血管瘤

　　前面介紹了10種保肝護肝最好、最推薦的食材和料理，這些都是適合**日常養肝**用的，但是如果你今天沒有顧好**小心肝**，肝生病了怎麼辦？靠吃的來保養還來得及嗎？飲食上又該注意什麼呢？下面我要分享一些案例，可以提升肝病病友的日常保養，給大家參考。

　　之前某一天診間來了一位病友，我記得他是某上市公司的高層，一直以來都有加班應酬的需求，因為還年輕、小孩還小，因此他總是全力拚搏事業，身體再累也很少休息。那次他帶來的抽血報告上顯示肝指數GOT、GPT都異常，但是完全沒有症狀，所以他請教我一個很常在診間被問到的問題：「張醫師，請問一下我的抽血報告顯示**輕微異常**，肝臟應該沒問題吧？」

　　這問題我要如何回答呢？肝是一個沉默的器官，就算GOT、GPT正常，也不代表肝臟就沒有問題，更何況GOT、GPT有異常呢(即使是輕微的)！以行醫多年的經驗來看，一定要再做其他檢查、排除所有可能，才能有把握告訴他：「肝沒問題」。但是，魔鬼藏在細節裡！GOT、GPT異常時，還需要參考其他的數值及檢查才能下判斷，尤其是**輕度肝硬化及肝癌**的患者，肝發炎指數及胎兒蛋白指數可能都在正常範圍之內，而且**毫無症狀**！

一般俗稱的「肝指數」GOT、GPT，正確來說是**「肝臟有無損傷指標」**，雖然可以把它當指標，但GOT、GPT指數也不是包山包海的！這兩種酵素特性不太一樣，**GOT**除了存在肝細胞中，也存在於心肌、骨骼肌及紅血球中；**GPT**則主要存在肝細胞中。因此，GPT數值異常升高，要高度懷疑是肝臟發炎；若是GOT數值偏高，除了可能肝臟發炎外，也要排除心肌或骨骼肌問題。

當我看完病友的抽血報告後，除了GOT、GPT，我建議他把完整的肝臟檢查再做一遍，而且如果家中有遺傳史，更是要慎重。檢查項目其中包括：腹部超音波檢查、B肝病毒表面抗原(HBsAg)、C肝病毒抗體(Anti-HCV)、胎兒蛋白及膽道酵素（r-GT、ALK-P）。這些檢查可以排除有沒有其他肝病，例如可排除**B肝、C肝、肝癌、酒精肝、脂肪肝、肝硬化**等。

在那之後，這位病友在我的門診追蹤了許多年，雖然他的工作應酬減少不了，但飲酒過多的情況他有盡量控制，少喝了很多酒，也在我的門診中學到不少養肝的飲食觀念，幾年追蹤下來他的肝功能控制得很好，還介紹了很多朋友來門診接受檢查。

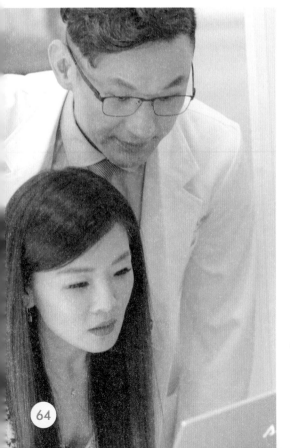

我在門診會遇到各式各樣的病患，有些人會願意配合醫囑，但有些人明明知道該乖乖接受醫療處方，但配合度卻不高，讓人覺得不解的是，身體明明是自己的、受苦的也是他自己，但是對醫生的處理遵從性卻很差。每當遇到這種情況，難免會讓行醫多年的我感到氣餒，但是對於這個企業主管這樣配合度高的病友，常常在他回診時，心中常有某種情緒會湧上心頭，是既感動又欣慰，感動的是，他非常認可我的醫療專業；欣慰的是，多年來他願意付出許多

時間來照護自己的健康、辛苦地追蹤肝功能的動力始終如一，讓我身為他的家庭醫師非常感動。

　　不過在醫病關係上，門診中偶爾會遇見讓人洩氣的案例，當病友缺乏病識感，在給予治療和衛教時，都需要花費很大的心力、甚至不惜給予較嚴厲的告誡，不要到身體都亮紅燈了，才願意正視。下面這位病人，因為胃不舒服來門診求診，當時我在門診幫他註記：生活作息不正常導致胃食道逆流。

　　這位病友是從事大夜班的工作，讓他無法和一般朝九晚五的上班族一樣正常三餐，於是他會在上大夜班之前在家附近的夜市買些食物帶去上班，但是買的量幾乎是一般量的3倍！這麼多的食物，他會在當班的時候全部吃完，然後早晨8點下班後再去吃早餐。已經40歲出頭的他，如果不是因為胃食道逆流來診所，我想我根本沒有機會建議他做體檢。

　　我當時建議他先做簡單的抽血，如果有異常，我們再來進一步追蹤。當天我開了胃藥後，約好7天後回診看報告，但是當我再次看到這位病友時，已經半個月後的事了，他沒有依約來複診。

　　看到滿江紅的抽血報告，我一點也不意外，只納悶他怎麼現在才回診？於是我問他：「胃食道逆流的症狀，在吃了藥物後有沒有改善呢？為什麼現在才回診呢？」原來遲了一個星期的原因是，他時常忘記服用藥物，每次都是胃不舒服才想起來要吃藥，就這樣吃一天忘三天。

　　報告出來的結果：他體重過重、血糖值過高、三酸甘油脂過高、肝功能異常。因為肝功能異常，我直接安排他進一步做腹部超音波來確認。超音波是即時

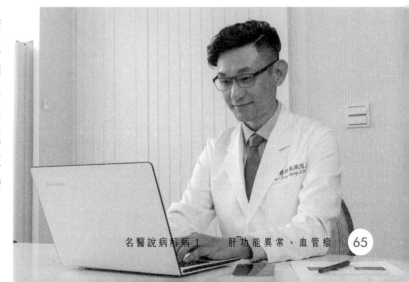

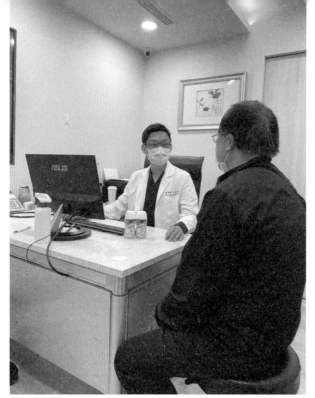
・圖片非當事人

影像，我的超音波室有安裝給病人看的電視螢幕，做超音波的同時，會一起讓病人同步知道卽時的肝臟影像。

一照超音波，顯示他有**重度脂肪肝**，肝臟的影像白白的一片。但沒想到，居然意外發現影像中有一塊我無法肯定和區別的黑色陰影。我無法在這影像中，區別這個陰影是**肝的腫瘤**還是**血管瘤**？病友聽了好緊張，像機關槍一樣噠噠噠噠的問了一堆問題：「什麼是血管瘤？是良性還是惡性？肝腫瘤是肝癌嗎？」

在一一爲他解釋後，當下協助他轉診到大醫院做進一步的電腦斷層，要求他務必遵守定期去大醫院追蹤的約定。大概是被陰影嚇到了，這位病友終於願意乖乖聽話去大醫院檢查。過了一個星期之後，我們診所收到醫院檢查的報告單了，而他很幸運的被診斷爲：良性的血管瘤。

肝臟內血管瘤是個良性的病灶，只有部分血管瘤會有長大的現象，但無危險性，這訊息讓病友著實地鬆了一口氣，不過少數病人會因爲肝血管瘤腫大而引起右上腹不適，會造成明顯腹脹與異常疼痛，如果有發生這情況，才會建議開刀用手術解決。回來看報告的病友，在我的病情解說後，安心許多。面對病情的衛教，飲食調整配合度也提高了，後續半年一次追蹤，雖然偶爾在預約回診日沒有出現，但至少會在隔幾天後報到，到今天，他經過飲食的調整，體重已經下降10%、重度脂肪肝變成中度脂肪肝，預期他之後會復元得越來越好。雖然這位病友很幸運地被診斷是良性的，但如果這位病友被診斷的是癌症呢？而他也沒在預定的時間回診，是不是會因此而延誤治療？健康是不會從天上掉下來的，自己要願意注意和養身、遵從醫囑，才能步向快樂健康之道。

《血管瘤 VS.肝腫瘤 比較表》

	肝臟血管瘤	惡性肝臟腫瘤
特性	良性腫瘤	惡性腫瘤
病因	1 成因不明。 2 肝臟內血管不正常增生所形成。	1 抽菸 2 家族史 3 病毒性肝炎 4 酗酒 5 肝硬化 6 黃麴毒素
症狀	不會有症狀	1 大部分不會有症狀 2 疲勞 3 黃疸 4 食慾不佳 5 腹部脹氣
超音波影像	肝臟血管瘤影像呈現高亮度，若是患有中重度脂肪肝，超音波照起來會很白，相較之下肝血管瘤就可能看起來像是陰影。	顏色較暗，影像出現不均質狀況或看到腹水。
電腦斷層斷層 (CT) 核磁共振 (MRI) 血管攝影	可確診肝臟血管瘤	可確診肝臟腫瘤、哪一期
醫療方式	定期追蹤即可	1 手術切除 2 電燒 3 血管栓塞 4 局部酒精注射 5 標靶治療 6 放射線治療 7 免疫療法等

一杯在手
健康無窮！

近來全球掀起一波「綠拿鐵」的養生風潮，這對罹患脂肪肝、肝炎患者、減重者、養生者，在飲食調養上有很大的幫助！這個火熱的養身茶飲是什麼呢？為什麼叫「綠拿鐵」？

一般我們喝咖啡拿鐵，是一份濃縮咖啡加牛奶，而綠拿鐵裡沒有咖啡因、沒有抹茶粉、也沒有牛奶，它根本不是咖啡，它是由綜合蔬菜、水果、蛋白質和好的脂肪一起打成的天然飲品！「綠拿鐵」強調是與綠色的蔬菜一起攪打，因為葉綠素而呈現綠色。打好的綠拿鐵，纖維會漂浮在上方，型態濃稠，喝起來很像拿鐵的泡沫，所以借用「拿鐵」之名。

大家一天所需攝取的膳食纖維，很常因為外在的環境因素而無法達成，如果可以花一點時間製作綠拿鐵，用喝的方式就可以攝取到蔬果中所含的纖維質、維生素、礦物質、抗氧化劑等，很推薦成為現代人攝取蔬果的最佳替代方式。如果我們把之前所提到的超級抗氧化物食材：酪梨、核桃、橄欖油、綠花椰菜、薑黃、大蒜、甜菜根、柑橘類水果等，把這些蔬果一鼓作氣的攪打成一杯**超級蔬果汁**，這樣一杯**健康、養生、護肝**的超級聖飲，也太完美了吧，根本是集結所有健康元素於一身了！

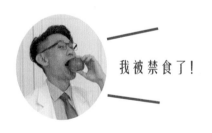

我被禁食了！

2019年我體重高達78公斤，那時候抽血檢查肝指數異常、超音波診斷有輕度脂肪肝。而身高174公分的我，現在再回頭看當時的照片，確實整個圓了一圈。面對每天日益增胖的我，還是很難抗拒下班後老婆準備的美食料理，但是自從身體健康亮紅燈之後，老婆開始很謹慎地控管我的進食熱量，她希望我可以先從飲食控制開始調養。從那之後，我開始注意到在吃飯的時候，才剛感覺到六分飽而已，老婆就開始制止我再「進食」了，要我放下筷子，她說：「好了！你飽了！」

但是我哪有飽？我還想吃啊！上班看診一天下來這麼辛苦，還不能在下班後放鬆地滿足一下口腹之慾，這是什麼人生啊？當下真的很失落。說實話，我們曾經為了一個禁止不能吃、一個偏偏硬要吃而起過衝突，現在回想起來覺得那些爭吵好滑稽！但是那時候體重78公斤的我，儼然已經達到人生最巔峰了(體重，不是事業)！

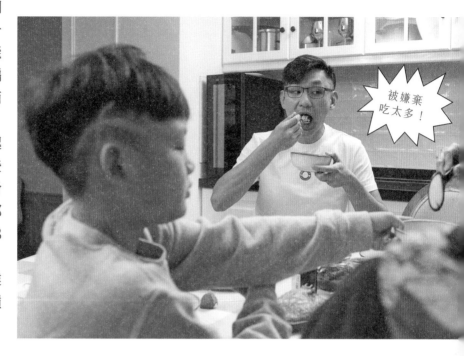

被嫌棄吃太多！

老婆嚴格的管控也不無道理，而每次**戰敗**收場的我，只能默默帶著淡淡的惆悵和不飽足的肚子離開餐桌，結束那一餐。

　　這段期間，老婆在料理上做了一些改變，開始了節食減重的生活，飲食型態也跟以往不一樣！早餐大部分是燕麥、綜合果汁、地瓜等，這些都不讓人意外，但是某一天，老婆新增了**綠拿鐵**這項菜單，它是一杯很健康的「綠色怪物」！果然喝起來跟想像中一樣可怕，有股草味。老婆說：「好萊塢明星都在喝這個，為了健康，我們跟上流行一起喝看看。」雖然每天被逼迫喝一杯草味十足的綠汁有點痛苦，但是幸虧老婆很有實驗精神，為了口感更好一點，她改良再改良，慢慢調整成我們喜歡跟習慣的味道後，漸漸就喜歡上這一杯**綠色魔飲**了！從去年到今天，我足足瘦了7公斤！也交出完美的抽血報告、瘦回健康的體重，不只脂肪肝改善了，連精神也變好了！這條路雖然辛苦，但一切都很值得，這道養身又健康的飲品很推薦給大家喔。

綠拿鐵：生綠色蔬菜

莘妮上菜

生病補什麼！

食材 & 配料

萵苣	30g
羽衣甘藍	30g
蘋果	90g
香蕉	50g
水	250g

（可由豆漿或無糖優酪乳取代）

核桃或腰果	20g
超級種子	15g

（奇亞籽、南瓜子、亞麻籽、葵瓜子各15g）

蜂蜜	15g
薑黃	1湯匙
胡椒	少許

做法

1 萵苣、羽衣甘藍洗淨備用。
2 蘋果不用削皮，切好備用。
3 香蕉不用剝皮，備用。
4 將果汁機洗淨，依序將食材放入。
5 按下蔬果鍵攪打，打好即可享用

菜後記 綠拿鐵是一種集美好於一身的好物，台灣曾經流行用破壁機來打精力湯，其實就跟歐美流行的綠拿鐵很像，只是綠拿鐵少了澱粉的部分，喝綠拿鐵時要小心有慢性疾病，如：腎臟、胃部疾病的人，可以跟營養師討論後再食用，會比較安心。

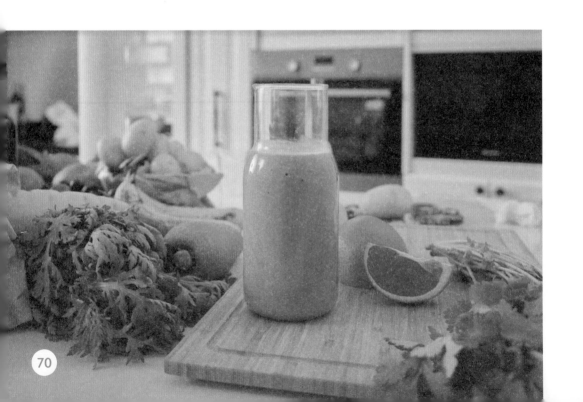

Sydney's Magic Healthy Recipe

綠拿鐵：熟綠色蔬菜

生病補什麼！

食材 & 配料

菠菜	30g
花椰菜	30g
蘋果	90g
香蕉	60g
水	250g

（可由豆漿或無糖優酪乳取代）

核桃或腰果	20g
超級種子	15g

（奇亞籽、南瓜子、亞麻籽、葵瓜子各15g）

蜂蜜	15g
薑黃	1湯匙
胡椒	少許

做法

1. 將菠菜、花椰菜洗淨，汆燙30秒。
2. 蘋果不用削皮，切好備用。
3. 香蕉不用剝皮，備用。
4. 將果汁機洗淨，依序將食材放入。
5. 按下蔬果鍵攪打，打好即可享用。

菜後記

不喜歡綠拿鐵生菜的澀味，可以將生菜的部分改為燙熟的蔬菜取代，才不會因為不好入口而影響了養生的持續性喔！

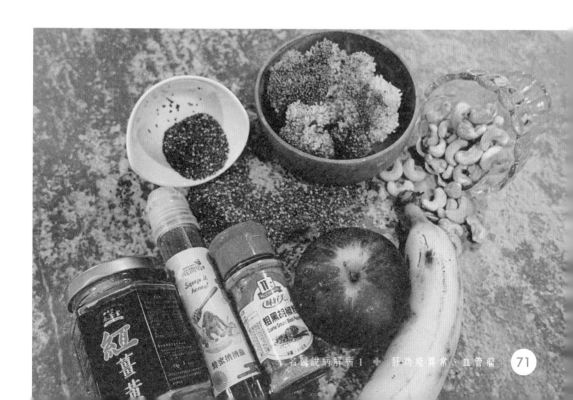

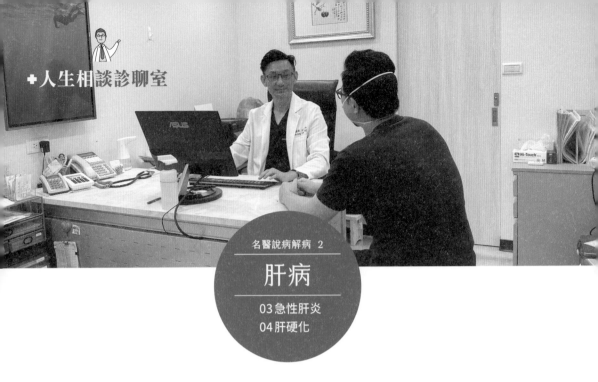

名醫說病解病 2

肝病

03 急性肝炎
04 肝硬化

冬令進補竟然補到吐血、休克?!

　　肝病是台灣的**「國病」**，國內約有200多萬名B型肝炎帶原者！而罹患B型肝炎的原因大部分是經由母體垂直傳染或血液和體液的傳染；血液傳染的媒介可經由被病毒汙染的注射針具或是刺青的器具感染，但B型肝炎**不會經由一般日常飲食而傳染**。

　　隨著肝藥研發，因B型肝炎病毒活躍而得到慢性肝炎的病友，可以服用治療B型肝炎的口服藥來控制。口服藥雖然無法根除B型肝炎病毒，但可抑制病毒複製。世界衛生組織宣示，2030年要消除病毒性肝炎，終結**「肝炎、肝硬化、肝癌」三部曲**的無窮循環，故健保擴大B肝抗病毒用藥的給付條件，讓更多有需要的病友可以接受抗病毒藥物來治療及控制慢性B型肝炎、預防或減緩肝硬化及肝癌的發生，是患者的福音。

　　只要你的GOT跟GPT的數字高於正常值，其實這就是肝臟發炎了。**慢性肝炎**的定義是GOT、GPT指數持續高於正常值的時間**超過6個月以上**；而**急性肝炎**發作的原因是：肝炎病毒入侵肝臟後，身體的免疫系統企圖消滅B型肝炎病毒，因此攻擊那些被病毒感染的肝臟細胞，導致我們的肝臟細胞損傷而引起肝臟發炎及肝臟細胞壞死；更嚴重者甚至可能變成**猛**

爆性肝炎致死。急性肝炎發作只要肝細胞損傷還在可以恢復的範圍內，基本上是可以復原、或是靠自體免疫力來痊癒。也因為急性肝炎會在發炎後過一段時間就自然痊癒，因此急性肝炎常被誤以為是小感冒、疲勞或腸胃道不適而忽略了治療時機。

我曾經照顧過一位B肝帶原的病友，他年輕時都會定期到醫院追蹤，近幾年因為搬家、工作忙碌，開始沒有定期追蹤，有一天他突然腹部不適、噁心、有嘔吐感，他以為是急性腸胃炎而到醫院就診，結果抽血檢驗發現，他血中的GPT及GOT指數高達1600 IU/L(**正常值應小於40 IU/L**)、黃疸指數到6.9 mg/dl(**正常值小於1.1 mg/dl**)，而且尿色變深，眼白和皮膚也變黃，被醫師診斷為B型肝炎急性發作，而且超音波檢查還發現他的肝臟也有輕微纖維化的現象。

這位病友非常憂心，因為在他的認知裡，肝硬化跟**換肝**是畫上等號的，他一個小小的上班族，怎麼可能有辦法負擔高額的換肝費用？面對愁眉苦臉的病友，我忍不住唸了他一頓：「B肝帶原的患者都要很小心，不可以輕忽身體檢查跟定期追蹤的重要性。」因為他黃疸相當嚴重，當下趕快給這位病友B肝口服抗病毒藥物治療，並安排住院約2週才出院，後續門診追蹤了3個月。

病友發病後的第二個月，GOT、GPT及黃疸指數才慢慢地回到正常值、肝纖維化的情形也隨之改善，歷經這一切後，他很幸運的立即接受抗病毒藥物治療得以康復，但有些病人就沒有這麼幸運了，之後追蹤的日子，這位病友再也不敢延誤回門診的時間了。肝臟是個沉默的器官，沒有神經，生病時不會疼痛，所以有**B型肝炎**的患者，應該重視自身健康，需要每半年抽血監測肝臟指數、甲型胎兒蛋白及腹部超音波檢查。

台灣人在立冬的時候都有吃補的習慣，所以很多人都會在這天去吃麻油雞、羊肉爐、薑母鴨等。這讓我想起那年門診遇到的事情，至今還印象深刻，無法忘懷。那年的冬天很冷，這位Ｂ肝病友跟一群親朋好友一起到薑母鴨店喝補湯、暖暖胃。事情發生就在一瞬間，他邊吃薑母鴨邊喝酒，不到半小時，突然口吐鮮血不止！當下同桌的人都嚇傻了，趕緊叫救護車送他去急診。

那位病友到院後仍持續吐血，吐了將近500cc的血量，並且出現血壓降低、臉色蒼白的情況，後來甚至因為失血過多導致意識不清、休克。急診室幫他緊急醫療處置、急救之後，因為失血過多，病友接受輸血處理，之後病情還是不太穩定，從急診轉到加護病房住院治療。那一次的緊急住院，病友**肝昏迷**了10天才醒來！也嚇壞了他自己，更讓他的家人擔心死了。

其實肝炎患者因進補而吐血，這樣的情形幾乎是每年都有！當年這件事情發生時，我還接受電視台新聞記者採訪，記者問我：「這個吐血事件到底是怎麼發生的？日後我們應該如何小心防範呢？」我告知記者，這位Ｂ肝病友本身有食道靜脈曲張和肝硬化，當時可能是因為薑母鴨的湯太燙、溫度太高的關係，刺激到食道靜脈的血管，導致血管破裂出血。

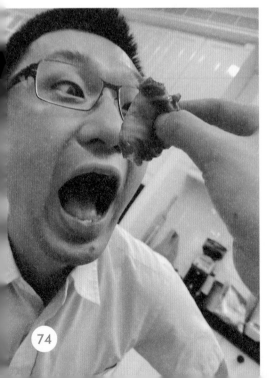

一般人即使沒有肝病，吃到太燙或太辣的食物也都可能造成**腸胃黏膜受損**，嚴重的話還會導致胃腸發炎，這種情況在冬天偶爾會發生，我也要在這裡呼籲所有肝臟病友或腸胃不太好、或有自體免疫疾病的患者，冬日進補調養身體時，若要吃薑母鴨或羊肉爐，可以等食物降溫之後再享用，就算要吃也千萬不要一邊吃一邊喝酒、或是搭配冰涼的飲料，避免腸胃過度刺激，如果可以遵守這些注意事項，在冬令進補時，一樣可以享受美食，也不會讓身體暴露在危險的情況中。

《急性肝炎 VS.肝硬化 比較表》

	急性肝炎	肝硬化
特點	肝指數短時間內(<2週)突然大幅上升	肝硬化是所有控制不良的慢性肝病的終點站
病因	各種肝炎病毒感染、藥物、酒精、代謝型肝病(例如脂肪肝炎)、自體免疫疾病、肝毒性物質	同左
症狀	1 疲倦 2 噁心嘔吐 3 食慾不振 4 黃疸 5 關節疼痛	1 腹脹 2 疲倦 3 男性女乳 4 手掌紅斑 5 黃疸 6 腹水 7 意識不清
超音波影像	肝臟實質病變、肝臟實質呈現低迴音	肝臟表面結節、肝實質纖維化、脾臟腫大
電腦斷層斷層 (CT) 核磁共振 (MRI)	非特異性變化,有時可能呈現肝腫大、肝臟實質呈低密度變化	肝臟萎縮、脾腫大,可能合併門靜脈栓塞或腹水
醫療方式	支持性療法為主。如為B或C型肝炎病毒引起,需要時可使用口服抗病毒藥物	口服藥物治療各種肝硬化併發症,延緩肝硬化進展。如為B或C型肝炎病毒引起,需要時可使用口服抗病毒藥物
好發族群	生活作息不正常、熬夜、酗酒、三高、肥胖、藥物濫用	慢性B、C型肝炎帶原者、酒精肝患者、脂肪肝患者
危險等級 (1-10分)	6分	9分

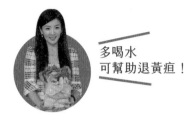

多喝水
可幫助退黃疸！

1 鮮雞肉粥
2 鱸魚烘蛋

　　記得在小學的時候，有一陣子政府極力宣導**公筷母匙運動**來預防肝炎的交互傳染。當時推動公筷母匙文化和台灣的**夾菜文化**，理念很明顯的發生衝突。在餐桌上，我為你夾菜、你為我夾肉，在中國文化裡是一種貼心或禮貌的行為，長輩夾菜給晚輩，更是讓人感覺有寵愛跟重視之感，我相信在小時候媽媽那個年代，一定都是這樣的生活形態。

　　不過從民國八十年代起，台灣肝炎猖獗，當時民眾誤解以為肝病會經由口水傳染，雖然現今醫學已經證實Ｂ型肝炎的傳染途徑是經由母體垂直傳染或血液和體液傳染。但Ａ、Ｅ型肝炎則是經口傳染，才會被民眾誤解所有肝炎都是經口傳染，很大部份的原因在於過去宣導「公筷母匙」防肝炎太成功，宣導時沒有強調經口傳染的是Ａ型與Ｅ型肝炎，使得民眾誤認所有肝炎都是經口傳染、「病從口入」。雖然證實Ｂ肝患者跟推行公筷母匙無直接的關係，但其實還有其他傳染病也可以藉由公筷母匙來隔絕，例如：COVID-19、Ａ型肝炎、Ｅ型肝炎、腸病毒、流感、幽門螺旋桿菌等。

　　當我們在照護**急性肝炎**病友時，喝水非常重要！而且多喝水可促進代謝，使尿量增多，對**退黃疸**有幫助。此時他們大多因為身體不適、食慾不好，平常可以多補充**優良的蛋白質、維持足夠的熱量攝取**。此時蛋白質每日攝取量建議為每公斤體重**1.2~1.5公克蛋白質**，飲食原則為**少量多餐**，以清淡為主，下面要介紹的鱸魚跟雞肉都屬於好的蛋白質食品，很適合加入病友的日常飲食餐盤中，以幫助肝臟組織修復。

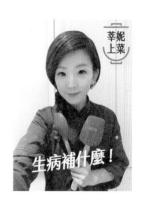

Sydney's Magic Healthy Recipe

鮮雞肉粥

食材 & 配料

白飯	3 碗
袖珍菇	200g
雞蛋	3 個
雞胸肉	2 塊（約200g）
四季豆	150g
木耳	2 片（約手掌大）
靑蔥	2 支
枸杞	2 大匙
蝦米	2 大匙
米酒	
黑胡椒	1 大匙
鹽巴	

做法

1 食材洗淨後，將四季豆兩側的粗纖維撕掉。
2 將袖珍菇、木耳、雞胸肉、四季豆分別切出1公分大小。
3 蝦米用米酒泡著備用，將3顆雞蛋打散，靑蔥分別切成蔥白段和綠蔥花。
4 用少許黑胡椒、鹽巴抓拌雞肉入味。
5 起油鍋爆香蝦米、袖珍菇、雞肉、四季豆、木耳、蔥白段，聞到香氣後再倒入燒開的熱水，以及泡蝦米的酒。
6 放入白飯，大火滾至湯勺舀起來有濃稠狀，沿著鍋緣倒入打散的蛋花，加蓋轉小火燜煮5分鐘。
7 放入枸杞和綠蔥花卽可盛盤。

高蛋白的鮮雞肉粥，很適合在孩子們生病後熬上一碗，記得弟弟有次生病（不是肝病），發燒到40度，從急診返家後，要求我熬粥給他喝，我忘不了他喝了那碗粥後開心滿足、彷彿心靈被治癒的樣子。到今天爲止，當孩子生病的時候，我都還是會爲他們熬上一碗熱呼呼的粥，心情溫暖了，病才會快快好喔！更何況是肝功能異常的病友，更需要補精補氣，爲了養精蓄銳，建議自己熬高湯、千萬別偸懶買速成的喔！

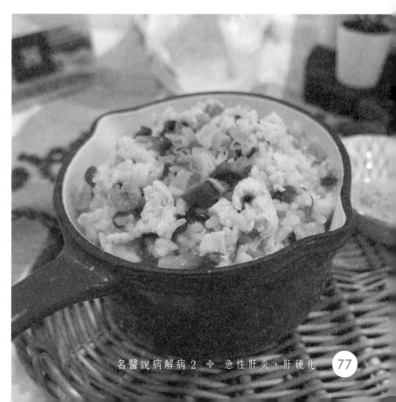

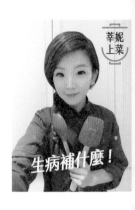

鱸魚烘蛋

生病補什麼！

食材 & 配料

橄欖油
無刺的鱸魚排　　　1尾
（COSTCO購買）
洋蔥　　　　　　1/2顆
綠蘆筍　　　　5~6根
櫛瓜　　1條（約150g）
紅甜椒　　　　　　1個
雞蛋　　　　　　　6個
無糖原味優格　　2大匙

做法

1. 將所有食材洗淨，將洋蔥、綠蘆筍、櫛瓜、紅甜椒切丁備用。

2. 鱸魚切片備用。（COSTCO購買的鱸魚排，已經一排一排的分裝好，大約15公分，退冰後即可切成喜歡料理的大小，很好處理）

3. 起一平底鍋，倒入橄欖油後依序將洋蔥、綠蘆筍、櫛瓜、紅甜椒放入，炒到香氣出現後熄火。

4. 雞蛋打散後將上面炒好的料到入雞蛋液中，加入無糖原味優格、鹽巴、胡椒調味。

5. 再起一平底鍋，倒入橄欖油，油鍋燒熱後將荣蛋汁倒入平底鍋中。

6. 將鱸魚片平均的放入鍋中，蓋上鍋蓋，中小火燜8~10分鐘即可盛盤。

菜後記

鱸魚的魚刺很少、肉質有很優質的魚肉蛋白質，在食用的時候相對很方便，是我們家常料理的魚類，在餐桌上時常變換鱸魚料理，例如：鱸魚湯、鱸魚蒸蛋、鱸魚烘蛋，不但營養豐富，而且鱸魚有利細胞修復、傷口復原，建議病友可以把鱸魚當**首要補身養氣**的食材喔！

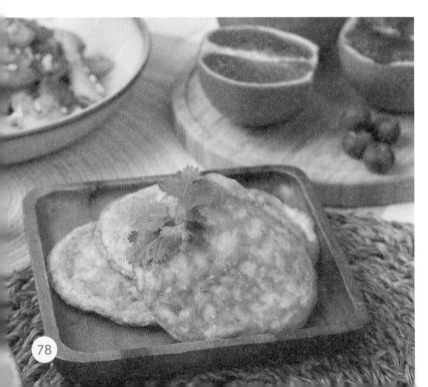

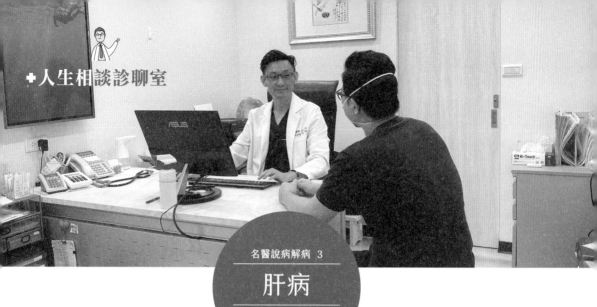

✚ 人生相談診聊室

名醫說病解病 3

肝病

05 猛爆性肝炎

它害我們身體處於「沒有肝臟」的狀態，
嚴重還會腦損傷！

　　不管有沒有肝臟病史，都應該養成定期健康檢查的習慣，我常在門診遇到沒日沒夜總是在加班，擔心**「累到爆肝」**的上班族，覺得自己會不會哪天突然猝死！「爆肝」一詞常常用來表示「熬夜過度」，但爆肝跟猛爆性肝炎是不相同的問題，**猛爆性肝炎**不是熬夜過勞造成的，它是肝臟細胞在短時間內大量死亡，導致身體接近**「沒有肝臟」**的狀態，引發全身性的反應，甚至猝死。

　　如果有肝炎病毒的病史，尤其是**B型肝炎**患者，約有1%的機率會發生猛爆性肝炎。猛爆性肝炎是指肝臟功能突然之間嚴重喪失、肝細胞大量死亡，嚴重影響到肝臟的排毒、代謝、製造等功能。常見症狀有**疲倦、噁心、嘔吐、黃疸**等，當病發時應緊急送醫治療，否則會在短時間造成肝臟衰竭，甚至破壞體內的代謝平衡，造成體內毒素不易清除；嚴重時會進一步**傷害腦部**，造成肝昏迷，甚至引發嚴重感染導致敗血症。

　　多年前在門診遇到一位年紀約27、8歲的B型肝炎帶原男性患者，因為工作需求外派到大陸工作，時常因為應酬需要而加班、熬夜、喝酒，這

樣的日子持續了一年多，雖然外派到外地有獎金加給，但身體卻慢慢出現症狀，就在某天開始，他時常感到身體不適、容易疲勞，於是藉由回台過年時，安排身體健康檢查。

不過當飛機一抵達台灣時，病友一陣頭昏、身體有種使不上力的無力感，原本家人要直接接他回家，但看到他身體如此不舒服，於是立刻開車前往醫院掛急診。急診醫生幫忙協助抽血檢驗，正常肝功能指數GOT、GPT多半是40 IU/ML單位以下、膽紅素的正常值1.1mg/dL以下，而這位病友肝功能指數居然高達2000 IU/ML多，膽紅素指數7-8mg/dL。家屬緊急到醫院辦理住院，當時還沒意識到病情嚴重，只以為肝功能異常，住院調養即可，沒想到這一切只是災難的開始。

住院期間，病友膽紅素一路攀升，高達11-12mg/dL，醫生根據抽血結果診斷病友為：**猛爆性肝炎造成急性肝衰竭**。住院沒幾天後病友就失去意識，轉入加護病房治療。對於病程的轉變，家屬非常意外與焦急，無法接受明明病友下飛機時人還清醒走進醫院的，怎麼現在這麼嚴重？還住到加護病房！當時病友肝臟已經沒辦法負荷身體的正常運作，於是醫師轉介移植小組介入，給予換肝移植評估。在等待換肝移植期間，因為肝臟衰竭、身體機能無法運轉，醫生建議先洗肝治療，把血液中的毒素排除，爭取一線生機。

洗肝跟洗腎雖然在醫療上的原理和做法有些相似，但兩者大不相同。肝臟是人體最大的化學工廠，肩負排泄、解毒、合成、轉化及儲存等多項功能，洗肝治療是使用一台精密且特殊的儀器，當作「人工肝臟」，幫助患者清除積存在體內的毒素，洗肝只能暫時替代肝臟的解毒功能，在短期間內降低病人血中的肝毒素，無法幫助

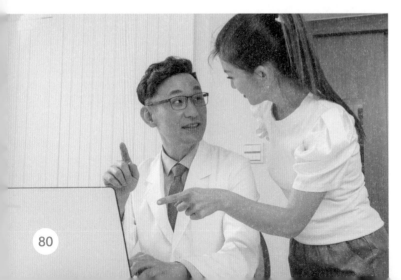

解決其他問題，也就是說，肝臟衰竭後，是無法長期單靠洗肝來維持生命的，在加上洗肝一次花費大約15~20萬元間，無健保給付，洗一次肝只能維持3天，一般家庭可能無法負擔這麼昂貴的醫藥費。

雖然洗肝是唯一可以維持身體機能，跟死神搶時間的方法，但洗肝是無法期待肝臟能有再修復的可能，肝臟衰竭到最後，換肝才是唯一解決的方法。但我們都知道，等待器官移植是一條漫長的路，要等待意外死亡者器官捐贈的人及時出現，實在是太渺茫了！等待的過程還要憂心病情變嚴重，對家屬來說都是壓力與折磨，於是病友的家人開了家族會議，討論家人成員中誰能符合捐肝條件，等待屍肝移植的同時，同步進行自家人「活體捐肝」的配對。

很幸運地，他的哥哥符合捐贈條件，台灣移植團隊技術非常純熟，30年前林口長庚醫院陳肇隆院長完成了亞洲第一例的肝臟移植之後，全台換肝移植手術也陸續成功了好幾個案例。這位病友順利地進行移植手術，與死神擦身而過，術後加護病房觀察也無出現感染問題，於是轉到普通病房照護，病友在普通病房調養1個月後，就辦理了出院。其實肝臟移植術後，最讓醫生擔心的併發症是感染跟產生排斥的情形，相信病友康復如此快，應該是跟年輕、身體仍健壯有關係，最重要的一點是：捐肝者是近親的部分肝臟，通常活體的肝臟品質會比屍肝的品質更佳。在所有條件都齊備的情況下，病程沒有拖延太久，對術後康復良好有絕對的幫助。

病友出院後休養了3個月，沒有工作、沒有熬夜，更沒有交際應酬，除了初期的傷口疼痛、容易疲倦之外，後續都有定期追蹤肝功能，而且很忌口，絕不吃生食，避免感染。經過飲食調養之後，帶著「新肝」新的心情，逐漸恢復健康。

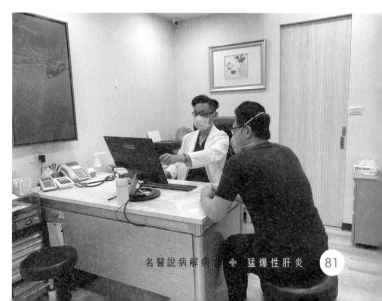

我們常常在新聞報導中看到捐肝移植的新聞，捐肝者的意願與勇氣令人敬佩，敬佩之餘一定也很疑惑，肝臟這麼重要，捐出部分的肝臟，缺少的部分會不會不夠身體所使用？不用擔心！肝臟是人體裡唯一會再生的器官，當捐肝者把部分肝臟捐出後，肝臟組織會「再生」回來，但不會跟原來一樣大，大概可以恢復到80％，而肝臟恢復到正常的功能，需要數週~數個月的時間。在這期間，我們不只要關心受贈者動了大刀，捐肝者在捐贈過程也是經歷一個很大的手術，所以在術後捐肝者需要被好好的照護，也應該避免熬夜、喝酒、抽菸等，保持愉悅的心情、良好的生活習慣、健康飲食，才能好好恢復健康。

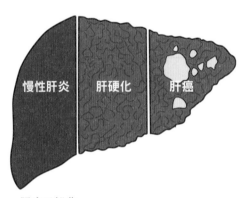

　　肝在身體裡扮演的角色實在是太重要了，希望藉由這個案例分享可以讓大家知道，身體的健康不是可以隨意浪費的，我們應該珍惜並好好保養，千萬不要等到身體亮出警訊時才後悔莫及。

· 肝病三部曲

《各類型肝炎 比較表》

A型肝炎	B型肝炎	C型肝炎	D型肝炎	E型肝炎
飲食傳染	**1** 垂直傳染（指母親在生產前後，經由胎盤或產道將病毒傳染給新生兒） **2** 水平傳染（帶有病毒的血液、體液，進入有傷口的皮膚或黏膜而傳染）	血液傳染（只能跟B型肝炎共存，無法獨立存活在人體）	飲食傳染	

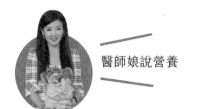

醫師娘說營養

1 南瓜山藥瘦肉粥
2 五蔬鮭魚炊飯

生命是脆弱的，隨時都會被突如其來的病痛或意外摧殘和折磨。我在短短的護理生涯中，不曾接觸或照護過肝衰竭或換肝病人，但曾聽到同事轉述一位肝衰竭病人的故事，讓我印象深刻，聽完之後內心久久不能平靜！臨床待久了會深深的體會到：「當病魔跟你開玩笑，何時是盡頭？是任何人都無法預料的！」

故事主人翁是一對白手起家的夫妻，聯手創立成衣廠，專門製作牛仔褲與休閒褲，某一年的金融海嘯席捲而來時，工廠面臨困境、經營困難，兩夫妻靠著互相扶持、堅持不懈的精神一起走過低谷，這樣的精神讓他們挺過那一波的危機，而且還在幾年後成功地讓工廠營運轉虧為盈，就在他們以為人生應該會一路順遂時，某天在工廠上班時，丈夫突然感覺到頭暈、噁心，那天剛好是工廠進貨日，非常忙碌，員工們擔心老闆的狀況，極力勸說他去醫院求診，畢竟反覆看他不舒服的情形也有幾次了。在員工勸說下，老闆終於願意拋下工作、去醫院看病。

老闆身高180公分，體重80公斤，除了當兵時有被驗出來是B肝帶原之外，幾乎很少進出醫院或診所，了不起就是到牙科洗牙，做牙齒保健。就這樣，在半推半就之下，太太陪著他一起去醫院掛號。真的沒想到，以為只是吃壞肚子之類的腸胃問題，卻被醫生做腹部超音波檢查出有肝硬化、脾臟腫大以及腹水！

全部檢查之後，診斷為**肝硬化併發肝功能代償不全**，醫生當下趕快投予口服抗病毒藥來治療B型肝炎，很可惜肝指數仍舊沒有回到正常範圍，總膽紅素持續上升，腹水也逐漸嚴重，醫生轉介肝移植小組來評估，經過機能評估後，建議他接受肝臟移植。

當這對夫妻以為人生的努力已經來到可以享受成功果實、欣賞遼闊風景的時候，這晴天霹靂的的宣判，讓他們惡狠狠地從世界幸福的那一端重

重跌落！面對突如其來的噩耗，他們滿臉茫然：「小孩怎麼辦？好不容易運轉順利的工廠怎麼辦？依靠自己生活養家的員工怎麼辦？」他下班後幾乎不應酬、不抽菸也不喝酒，不解爲什麼會一病就如此嚴重？！

　　不向命運低頭的他，想著應該爲自己、爲家人再拚一次！在台灣要等待器官捐贈移植，機會實在是很渺茫，於是聽從朋友的建議，尋求到大陸去換肝的可能，雖然知道大陸器官移植的費用非常昂貴，但是如果遲遲等不到換肝而離世，一切又有何意義？於是他聯繫了大陸那邊的親友，冒險飛一趟到對岸進行器官移植準備，在大陸走遍許多醫院，做了檢查、配對，那一趟去完回台後，開始漫長的等待。在等待期間，他的病情時好時壞，每天都在期待國際電話的來電號碼，皇天不負苦心人，終於在某天早上接到通知，詢問他們夫妻是否能在隔天傍晚前抵達醫院？突然接到電話毫無準備的夫妻倆，當下根本無法思考航班是否可銜接，或到當地該怎麼抵達醫院等這些問題，馬上跟醫院方說可以，也許會遲一點，但他們下午就會抵達醫院。就這樣，一切就像電影情節一樣，他們匆忙打包行李，衣物和備品隨手抓一抓，在戰戰兢兢的心情下的度過了那煎熬的一夜，隔天一清早叫了計程車趕往機場。

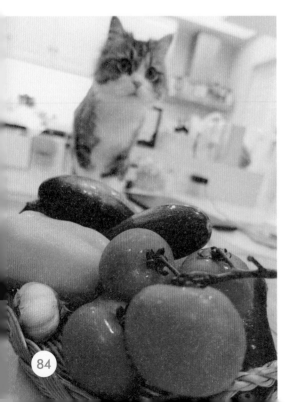

　　那是一個什麼樣子的情境啊？如此緊急的狀況居然活生生的存在現實生活中。當他們順利地落地之後搭車抵達醫院，辦理好入院手續，迅速轉入SICU(外科加護病房)，直到被推進病房的那一刻，看到自己的先生被醫護人員推走之後，太太的壓力才全部釋放出來，跪倒在地上。她說：「或許我們無法改變過去，但是我們可以選擇活在當下或爲未來努力。」那一刻，她祈禱上天，不要這麼快剝奪她先生活下去的機會。

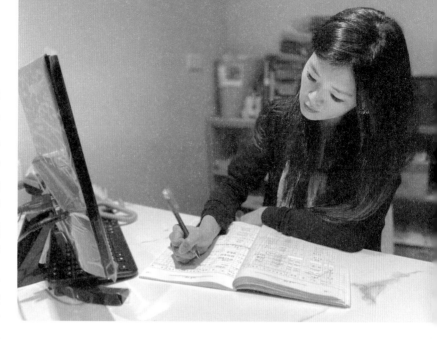

整個手術過程歷經了10小時，在手術台上的他並不知道外面的時間有多漫長、多煎熬，所幸換肝移植很順利，回台後也安排後續在醫院追蹤檢查，雖然後來有發生身體對移植產生排斥的小插曲，但在病人規律的服用免疫抑制劑控制、阻斷、減緩免疫系統攻擊新的肝組織之後，排斥的情況也獲得改善。

回歸正題，當我們生病時，會藉由食物來食補養身，但並不是每個病人都適合十全大補，當身體出現狀況時，應了解病情需求，給予正確的飲食才能達到修復健康的效果。發生**猛爆性肝炎**，肝功能受損厲害，以至於對蛋白質的代謝功能已喪失，所以此時要**採低蛋白飲食**。高蛋白食物如：肉、奶、蛋、豆類，這些攝取量都應該諮詢醫院的營養師，切勿過量，以免造成身體的負擔。

而**肝移植**的病友，過了急性期之後，恢復到正常時，蛋白質攝取量跟一般正常人一樣即可、熱量以達到可維持身體所需要的熱量為原則。多選食**蔬菜、水果**，以增加纖維質與維生素的攝取量，因為有服用免疫抑制劑控制，所以需要**禁食柑橘類食品**，如葡萄柚(汁)及柚子，還有**少醣類、少油炸**食品。飲食宜清淡，調味不要太鹹，以預防高血壓和水腫。最重要的一點是，因為肝臟移植病人長期服用**「免疫抑制劑」**，這會讓患者的免疫反應下降、失去防衛機制，所以要忌生食喔！

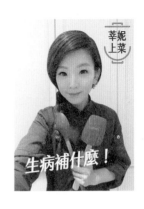

Sydney's Magic Healthy Recipe

南瓜山藥瘦肉粥

◇◇◇◇◇◇◇◇◇◇◇◇◇◇◇◇◇

食材 & 配料		做法
南瓜顆	1/4 顆	**1** 將白米洗淨，山藥削皮後切成丁，泡入鹽水避免氧化。
山藥	1/2 條	**2** 南瓜削皮、芹菜切丁備用。
白米	1.5 杯	**3** 起一個平底鍋，放入少許的油，爆香瘦肉與南瓜。
瘦豬肉	少許	**4** 起一鍋水，待水滾後，放入白米熬煮。
芹菜	適量	**5** 白米熬煮時，加入山藥跟炒過的瘦肉與南瓜。
鹽巴	適量	**6** 燜煮至米心熟透後，灑入胡椒、鹽巴調味，再放入芹
胡椒	適量	菜即可食用。

 菜後記 發生**猛爆性肝炎**時，肝功能受損屬害，身體對蛋白質的代謝功能已喪失，在此刻需要採取**低蛋白飲食**，而這道菜使用「瘦豬肉」的原因為：豬肉的蛋白質含量約為10%~17%，比牛肉跟雞肉都還要少，比較適合！有了營養知識、用對食材，生病的身體才能盡速復原，除了猛爆性肝炎病友能吃之外，一般人胃不好時，它就是一道養胃好料理喔！

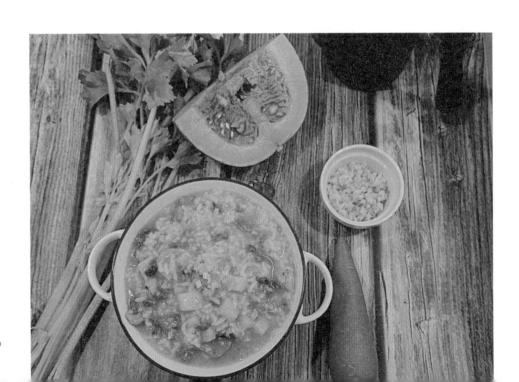

五蔬鮭魚炊飯

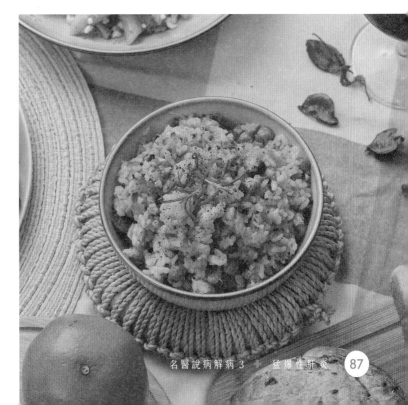

食材＆配料

白米	1杯
糙米	1杯（要泡水）
鮭魚肉	100 g
青豆仁	適量
胡蘿蔔	1/3條
洋蔥	半顆
熟白芝麻	適量
鹽	適量
白胡椒	適量
米酒	1小匙

菜
後記

做法

1 糙米洗淨，浸泡3小時；白米洗淨瀝乾備用。
2 在浸泡米的同時，將鮭魚肉洗淨拭乾，撒上鹽、均勻地塗抹米酒後放冷藏備用。
3 洋蔥、胡蘿蔔切小丁，青豆仁洗淨，鮭魚切丁備用。
4 鑄鐵鍋熱鍋後下油，放入洋蔥、胡蘿蔔、青豆仁、拌炒一下。
5 待步驟4拌炒出香氣後，放入白米、糙米與配料混合再翻炒一下。
6 倒入2.5杯水，放入鮭魚，水滾後加入鹽巴、白胡椒粉調味。
7 蓋鍋小火燜煮，待米心熟透後即可盛鍋。

每次用鑄鐵鍋煮這道五蔬鮭魚炊飯時，小孩總是用搶的！兩碗米的飯量還不夠孩子們吃呢，我想孩子應該是喜歡鮭魚經過翻炒後油質融入湯中，加上白米與糙米加入一起燜煮過程吸滿湯汁，融合了其他的素材清甜，每一粒米都沾上滿滿的鮭魚香氣，不用配菜也非常好吃！這道營養炊飯除了養肝的功效之外，也很適合料理給家中發育中的孩子享用，絕對營養滿點又美味喔。

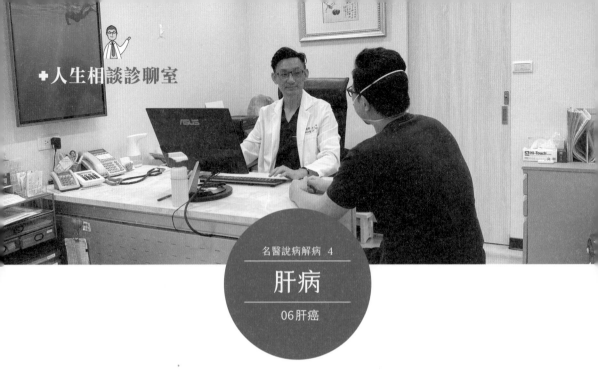

名醫說病解病 4

肝病

06肝癌

它常讓人措手不及，B、C型肝炎、酒精性肝炎，
更是演變成肝腫瘤的危險因子！

　　我有位47歲女性的病友，本身有B肝帶原病史，家中也有遺傳史(媽媽肝癌)，所以長期在診所規律的抽血追蹤肝功能、胎兒蛋白、超音波檢查。某次，他們社區舉辦「免費肝癌篩檢」，雖然半年前在診所超音波跟抽血報告都正常，但是在社區總幹事的熱情邀約下，她參加了體檢。

　　檢查過程中，醫生頻頻皺眉，她很是不解，於是問醫生：「請問是有發現什麼嗎？」醫生說：「妳可能需要進一步的檢查，我看超音波影像，肝有1公分的黑影。」這很奇怪，怎麼可能呢？才過半年沒有做超音波而已，不是嗎？訊息來得太突然，讓她無法理解，於是帶著忐忑不安的心，拿著轉介單到大醫院安排核磁共振MRI檢查。

　　經過MRI檢查確診為肝癌第一期，腫瘤1.5公分！當病友回診告訴我她罹患肝癌的事情，我實在很驚訝，半年前檢查追蹤還很正常的！我拿了社區巡迴體檢的超音波掃描報告與診所的報告相比，同一個位置，我的超音波影像確實是沒有黑影的，可見這種病變真的是會讓人措手不及，這麼令人震驚的事情，當下我也不免自責，更為她感到難過，但是病友家屬反

過來安慰我：「還好發現的早，只是第一期，開刀解決就好。」我只能接受這個事實，打起精神教他們肝癌開刀後的飲食和注意事項，希望她能在開刀後一切順利。

幸好病友開刀很順利，病友的家屬也回來門診告訴我情況，事情發展到這裡，我們都以為已經結束了，殊不知半年後的例行追蹤，居然又發現肝臟長了3顆腫瘤！是的，很遺憾的，她又復發了！**B、C型肝炎、酒精性肝炎**，本來就是演變成肝臟腫瘤的危險因子，就算切掉了腫瘤，但危險因子並沒有去除，所以再發生的機率也很高，才剛結束肝臟腫瘤手術的她，決定電燒治療。

與肝癌奮鬥是一條辛苦且漫長的路，因為肝臟腫瘤是比較容易有多發性的癌症，當下切除或治療的是已經發現的腫瘤，但是其他地方可能還有潛伏的癌細胞沒被發現，尤其是**0.5公分大小以下**的腫瘤是很難一下子被發現的！所以當家中**有遺傳病史**時，應該更注重健康檢查，像病友這樣的情況，頭二年一定要密集追蹤，最少3個月就進行一次抽血、超音波、影像檢查，過了前面最危險的時期，之後也要固定健康檢查，確定身體的狀況。

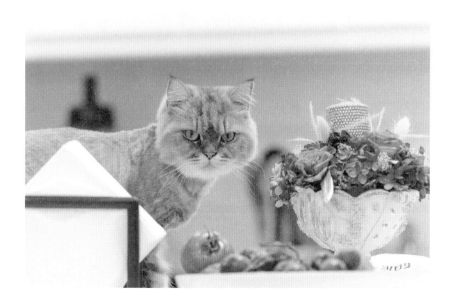

《各年齡健康檢查建議表》

	20-30歲	30-40歲	40-50歲	50-60歲	60-70歲以上
抽血	V	V	V	V	V
尿液檢查	V	V	V	V	V
腹部超音波		V	V	V	V
糞便潛血檢查				V	V
胸部X光			V	V	V
心電圖檢查			V	V	V
甲種胎兒蛋白（B、C肝炎者）		V	V		
子宮頸抹片或HPV檢查（女性）		V	V		
婦科超音波			V	V	V
胃幽門桿菌碳13呼氣檢查			V	V	V
胃鏡（抽菸、喝酒者、胃癌家族史）			V	V	V
大腸鏡（抽菸、喝酒者、大腸癌家族史）				V	V
甲狀腺超音波（甲狀腺癌家族史）				V	V
攝護腺超音波（攝護腺癌家族史）				V	V
冠狀動脈斷層掃描（高血脂及抽菸者）			V	V	V
胸部電腦斷層（有乳癌、肺癌家族史）			V	V	V

醫師娘說營養

1 抗癌蔬菜湯
2 猴頭菇煲雞

　　前一陣子我們兒時偶像、70歲的香港知名演員達叔罹患肝癌驟逝，雖然他做了肝臟的切除手術、進行化療，但隨後因病情突然惡化，前後從發現到離世只有短短幾個月，讓人唏噓不已。雖然達叔不是我們的至親，但他許多膾炙人口的電影作品，佔滿我們兒時的回憶、陪伴我們長大，乍聽到這消息，心中難免難過，希望大家都多關心周邊的親朋好友，切勿輕忽健康警訊，應該要重視定期健康檢查、癌症篩檢的重要性。

　　癌症雖然真的好可怕，但是拒絕治療更可怕！這是一個在臨床上遇到一位肝癌病友的故事，發生在內科病房，當時這位病友因為黃疸住院檢查，確診為肝癌第二期。原本以為他會繼續住院治療的，殊不知當他知道自己罹患了肝癌之後，卻要求自動出院，那時候還是住院醫生的張醫師負責照護他，對於他的決定不是很理解，於是在偶然的情況下遇到了這位病友的老婆，張醫師好奇的問她：「請問你們為何不積極做治療，反而要辦理出院呢？」

　　原來他們辦理自動出院的目的是要去私人神壇問神，他們想要藉由超自然的力量**宇宙射線**來醫治身體！當下張醫師聽得瞠目結舌、大吃一驚，什麼是宇宙射線？隨著科學的進步，居然還有人願意相信這種怪力亂神之事，真的很讓人震驚！但明知道怪力亂神會誤了這位病友搶救肝腫瘤治療的黃金時期，但面對病友篤定且堅定要辦理自動出院的決心，當下包含主治醫生、護士長、所有醫療同仁都勸導無效，只能讓病人出院了。

　　當時病友辦理出院後，直到下一次他再回診時，他都很堅持的說：「宇宙射線讓我的病情好轉、精神也變好！我會持續堅持下去！」肝癌二期的他，後來進出醫院很多次，在進出醫院期間，張醫師會幫忙協助病友安排床位，可能是感念張醫師的照護，他每年都會從南部寄來超大的釋迦給我們吃，所以對這位病友很有印象。而隨著時間流逝，我們也跟著經歷他幾年來的病程變化。

但是最後一次門診之後，再次見到他是肝臟腫瘤病發住院了，而時間已經過了7、8個月。入院時他說：「突然腹脹如鼓，以爲是脹氣引起，到藥局買消脹氣藥吃，但是一週後，腹部脹氣沒有消，反而脹得愈來愈大，下肢也出現輕微水腫！」這病程證明了他相信的超自然力量對於他的病是無效的，他一直認爲「西藥都是毒」、誤信民俗療法而害他錯過寶貴的黃金治療期了。

之後腫瘤開始侵犯各器官，讓他越來越不舒服，他開始發燒、容易疲倦、時常頭暈、食慾差，以及黃疸、出現腹水，很快地變得消瘦！幸好他想活下去的意志很強，開始願意積極配合治療、固定回醫院照放射線、施打化療，吃保養品養身體，如果一開始他就願意配合治療，就不必承受這麼多折磨了。

罹癌並不可怕，延誤治療才是最可怕的殺手！唯有接受正規的治療，才有機會重新拾回癌後有品質的人生。肝癌晚期患者身體會十分虛弱，所以飲食非常重要，有可能一點小小的差錯，就會給患者的病情帶來很大的影響，所以照護肝癌病人的家屬，可以多了解肝癌病人日常飲食和相關注意事項。

《肝癌病人飲食Tips》

❶ 避免醃漬類或發霉的食物及生食。

❷ 補充維生素。

❸ 多食易消化食物。

❹ 攝取足夠蛋白質(若肝機能不佳，蛋白質應限量)。

❺ 嚴重肝硬化的患者，應控制水份及鹽份攝取。

❻ 應戒酒、勿亂吃保健食品，以免增加肝臟負擔。

❼ 食慾差可少量多餐，別讓吃飯成爲壓力。

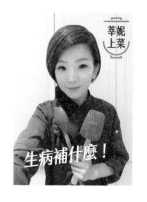

抗癌蔬菜湯

食材 & 配料

高麗菜	1/4顆
胡蘿蔔	1根
洋蔥	1顆
南瓜	1/2顆
西洋芹	3~4支
番茄	2顆

做法

1 南瓜削皮去籽,將所有材料切好備用。

2 煮一鍋水,水滾後依序將所有材料放入,小火煮30分鐘。

3 放鹽巴調味,即可盛盤。

菜後記

「高麗菜」、「胡蘿蔔」、「洋蔥」、「南瓜」是抗癌蔬菜湯的必備食材,缺一不可。每次煮這道湯品時,大概是少了肉的味道,孩子們不大愛喝,但我還是很推薦這道湯品,我時常會在大魚大肉的隔天煮給張醫師喝,可以去除體內毒素、淨化血液,讓我們吃完油膩的食物後,幫助我們清除身體的負擔。

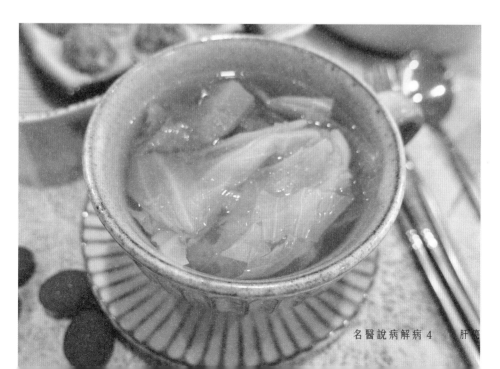

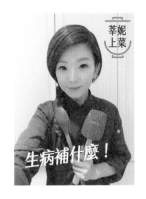

Sydney's Magic Healthy Recipe

猴頭菇煲雞

◇◇◇◇◇◇◇◇◇◇◇◇◇◇◇◇

生病補什麼！

食材＆配料

猴頭菇	50g
黃芪	10 g
黨參	10 g
蜜棗	4顆
薑片	4片

做法

1 將雞切塊洗淨，冷水放入雞肉碗裡大火煮開跑活水，水滾後取出待用。(**跑活水**：可使肉品中的血水等雜質慢慢釋出，達到去除腥味的效果，若等水沸騰後再把肉用熱水汆燙，不但會將肉類表面蛋白質瞬間凝固，血水也不易滲出，無法去除肉類腥味。)

2 猴頭菇切開洗淨。

3 黃芪、黨參、蜜棗、薑片洗淨待用。

4 把所有材料放入鍋中，加入適量清水淹沒食材，用中慢火煲3小時即可。

 菜後記 猴頭菇有抑菌作用、可增強免疫力、有防癌的作用，是一種很好的防癌保健食材，只是在料理猴頭菇的時候，一定要在料理之前泡水，來回清洗多次之後，這樣料理起來的猴頭菇才不會有苦味喔。

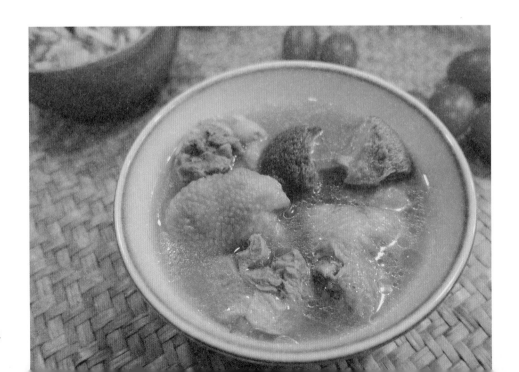

黃疸不只是肝病友 發生原因大不同！

	病毒性肝病	肝腫瘤	膽結石	自體免疫性肝病
臨床表現	1 眼白變黃 2 尿液顏色變深（茶色尿） 3 皮膚變黃（嚴重才有）	1 眼白變黃 2 尿液顏色變深（茶色尿） 3 皮膚變黃	1 眼白變黃 2 尿液顏色變深（茶色尿） 3 皮膚變黃 **大便顏色變淡（結石阻塞總膽管）**	1 眼白變黃 2 尿液顏色變深（茶色尿） 3 皮膚變黃
伴隨症狀	1 疲倦 2 噁心 3 嘔吐 4 食慾不佳	1 四肢水腫 2 腹脹（腹水） 3 胃食道靜脈曲張出血 4 嘔吐 5 右後背轉移痛	1 突發性腹痛 2 畏寒 3 發燒 4 右後背轉移痛	1 常見皮膚癢 2 疲勞 3 白天嗜睡 4 好發於中年女性
黃疸指數高低	1 輕微發作：低（3-5mg/dl） 2 嚴重發作（肝衰竭）：高（>10mg/dl）	高（>10mg/dl）	低（3-5 mg/dl）	中（6-9 mg/dl）
治療的差異	1 口服抗病毒藥物 2 支持性療法	支持性療法	1 抗生素注射 2 膽胰管內視鏡取石術 3 經皮膽管引流 4 膽囊切除手術	口服膽酸藥物
黃疸出現時間點	疾病晚期	疾病晚期	膽石阻塞早期即發生	疾病中後期
黃疸消退時間	緩慢（數週至數月）	通常難以消退	快速（數日到一週）	僅能以藥物控制、緩解
出現黃疸機率	低	中	高	中

{「胃不好，百病生。」名醫認證這樣吃，9大天然防護罩保胃你!}

★「超級食物」就像漫威超級英雄

各個身懷絕技，醫師娘胃你精選18道美味健康餐；胃好，底子就好。

★ 你不知道的養胃小祕密：

• 1 紅花七孔藕、白花九孔藕，口感料理大不同。
• 2 大海裡擁有豐富微量元素、低GI的超級食物。
• 3 看似平凡，卻是專消胃脹氣的水果之皇！
• 4 超級食物No.1成員，擁有神奇的綠色魔法。
• 5 天然的胃藥，還能抗老化！

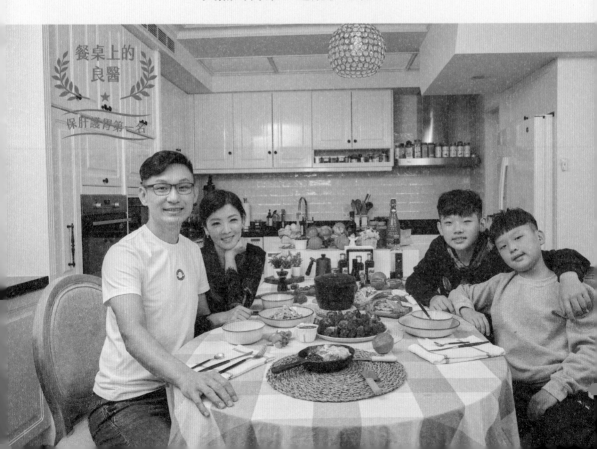

餐桌上的良醫

保肝護胃第一名

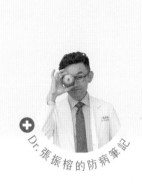

Dr. 張振榕的防病筆記

名醫認證這樣吃　養胃 9 大好食材

★
01

山藥

{ 天然的胃藥，富含三大營養成份，
還能抗老化！ }

世界上最長壽的國家排行第一為「日本」，透過研究後發現，這可能跟日本的飲食文化有關。日本鼓勵國民飲食清淡，採取定食製的模式，建議飽足感達到 7-8 分為佳，這讓日本全國肥胖率保持在 4% 左右，間接減少慢性疾病的發病率。而在日本的飲食文化中，有許多對健康很棒的特殊食材，已經很自然地融入了他們的生活中，例如：山藥、味噌、納豆等。

我曾經在日本東京的國立癌症中心腸胃專科研究**零期胃癌**，在日本受訓整整一個月，也算是融入了當地的生活民情，至今仍是難忘的回憶。當時的生活作息很規律，早起跟著日本人坐地鐵、中餐跟著大家訂豐盛的「弁當」、下班後再搭上人擠人的地鐵回家。在見習快結束的最後幾天，大家也慢慢比較熟絡，於是來自中國的腸胃科主治醫生學長邀約大家下班一起吃飯、聊天，珍惜這一段即將要結束的緣分。

因為這樣，很開心「真的」體驗到日本人下班的居酒屋文化，略懂一些日文的我，在居酒屋點餐時當起了翻譯的角色；幫忙翻譯菜單、幫忙協助點菜，有模有樣，滿有成就感的。在看菜單的時候，印象很深刻的一件事是居酒屋菜單上，居然有一系列關於**山藥**的餐點，如：純山藥泥、山藥泥納豆、納豆鮪魚山藥泥、月見山藥泥、明太子山藥炊飯、烤山藥等。太多關於山藥的餐點，一時半刻只能回想到這麼多。在當中，「月見山藥泥」的菜名聽起

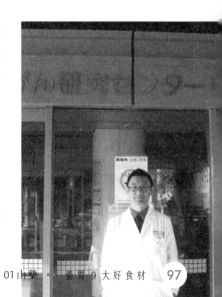

來有點夢幻且特別可口，我們一人各點一個，亂點了一通，就這樣把餐點點完，開始跟學長們天南地北的聊天、小飲、享用美食。

什麼是「月見山藥泥」？它是將山藥磨成泥後放入碗中，中間加入一顆有機生蛋黃，再放一些海苔絲、淋上醬油、擠一小撮芥末拌勻後直接吃或是淋在熱飯上享用。說實話，當我們看見「月見山藥泥」上桌時，我有感覺到當下大家都有「這是什麼東西？」的聲音出現。山藥黏呼呼的，還有生蛋黃，這是種雙重的恐懼，但「月見山藥泥」一直放在桌上也不是辦法，於是學長先開砲舉手請服務生過來，這時候當然是派我當代表問了，我問服務生月見山藥泥該如何吃呢？只看見服務生比手畫腳用日文解釋，大概的意思是說：「要拿筷子攪一攪，直接喝下去！」

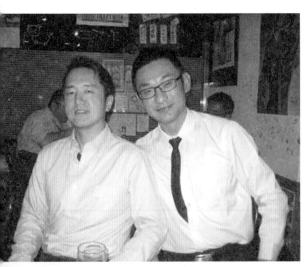

知道日本人愛吃山藥、納豆，不過那種黏呼呼的口感，讓我真的很難克服，那天面對的不只是黏呼呼的山藥，還有一顆生蛋，讓身為肝膽腸胃科的我當下無法壓抑恐懼、害怕跟噁心感。但在日本餐桌上，東西沒有吃完表示不好吃的意思，再加上服務生一直投來關切的眼神，就這樣，我們只好拿起筷子，按照服務生所說的「攪一攪」，然後一鼓作氣把它一飲而盡！說實話，它並沒有想像中噁心，最後芥末那一點辛辣味也把山藥的甜更凸顯出來。

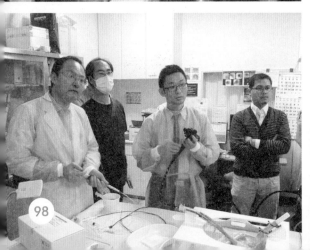

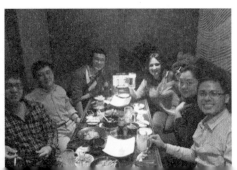

日本人因為知道山藥的營養價值很高，所以直接把山藥融進飲食生活中，也因為帶有獨特的黏稠口感，日本人很喜歡把它磨成泥拌飯吃。卽使在我們以為都是炙燒肉品的居酒屋裡，也可以看見它的身影。

　　山藥有有三大營養成份能幫助護胃。第一個是**薯蕷皂苷**，研究發現，它能預防消炎止痛藥造成的胃潰瘍；第二個是**尿囊素**，這個名字聽起來不好聽，卻是很不錯的成份，它可以保護胃壁，有抗菌、抗發炎的效果；最後一個是**山藥黏多醣**，也就是大家熟知的山藥黏液，保胃之外還能促進膠原蛋白生成，有助於**抗老化**。

　　山藥是一個很好的熱量跟營養來源，它是可溶性膳食纖維。它那特殊的黏液，都是營養的精華！其實還有許多食物也有黏黏的感覺，如：秋葵、木耳、蓮藕等，我們會在後面篇幅介紹，不只保胃還健腸。這種特殊有黏性的食材，是我們人體所必需的水溶性膳食纖維。水溶性膳食纖維能溶於水後增加排便量，使糞便保持柔軟狀態，有助消化道健康、增加消化道內益菌、營造健康的腸道生態環境，可以說渾身都是寶，對人體有益的功效和作用是不可估量的，為了我們的身體健康，趕緊一起來吃吧！

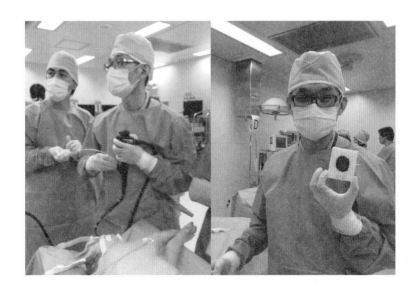

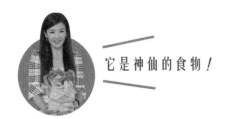

它是神仙的食物！

1 紫山藥煎餅
2 山藥牛肉

小時候週末的時候，爸爸很常帶我們去梧棲台中港買海鮮，那時候去梧棲台中港的頻率多到我以為台灣的旅遊觀光景點只有台中港而已！家人常埋怨能不能換個地方去？但老爸總是堅持說，我們每天都要吃魚，來港邊買魚，又新鮮又好吃，海邊又有大船可以看，有什麼不好？於是就這樣，從小到大，就連跟張醫師成為男女朋友之後，我老爸在周末依舊會提議到「台中港走走」。

現在回想起來，好像也沒什麼不好，如果可以買到剛靠岸的漁獲，那真的是新鮮又好吃啊！現在長大了，可能受老爸影響，假日時我們全家偶爾也會到漁港走走，買些新鮮的漁獲、螃蟹，回來自己烹煮。

記得小時候每次跟爸爸去台中港，停車場的入口處有個阿婆在賣東西，阿婆在攤販上掛著旗子寫著大大三個字「**紅薯餅**」，那應該是唯一讓我可以反覆去台中港而不會太生氣的動力。那時候我覺得紫色的食物好酷喔！吃起來又QQ甜甜的，每次吃個3、4片都不是問題！那是一個已經吃到靈魂深處的美食回憶，長大後好幾次在尋找那個味道，不是完全不一樣，不然就是少一個味道，再也沒有吃過兒時記憶中那個很酷的**紫色紅薯餅**了。

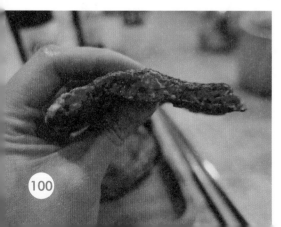

長大後自己開始料理才發現，原來它是由**紫山藥**磨成泥而做成的餅，紫山藥有豐富的花青素，不僅能抗氧化，還能養顏美容，沒想到這麼好吃的東西還能養顏美容，那我小時候真的是有眼不識泰山呢！後來我去市場挑選山藥，每

次都會看得眼花撩亂！山藥外形有長棍型、團塊型和紡錘型等不同品種，日本山藥形狀瘦長，本土種則形態多變，加上又有白肉、紫肉的差別，不過大致來說，在台灣可見到的山藥可分為4種：

紫山藥 （紅薯山藥）	紅皮白肉山藥	白肉山藥	日本山藥
1 台灣種，外皮呈深褐色，肉色為紫紅色。 2 不能生食，適合拿來做為點心餡料或是煮湯、蒸熟來吃。	1 台灣種，產區多位於陽明山山區，因此又稱為陽明山山藥。 2 脆度適中，生、熟食皆可。	1 台灣種，產區多位於基隆，因此又稱基隆山藥，市面上購買的山藥多為此種。 2 其黏液豐富、脆度足，拿來做點心或各式料理都很適合。	1 日本種，四季皆易購得。 2 外皮為淺褐色，水分多、帶甘甜味，適合生食。

　　每一種山藥營養價值都極高，很適合主婦們列入日常料理中，是我心目中的**餐桌聖品**。不過買回來的山藥如果無法第一時間使用完畢，可以先去皮切塊，分裝後放入冷凍庫，就能保存較久；而如果是完好沒有切口的，只要放在陰涼通風處，保存期限也可以達3個月喔！在處理山藥外皮時，因為山藥含有**植物鹼**，在削皮時有些人會過敏發癢，建議可以戴上手套，在流動下的水削皮，如果真的發癢，趕快泡在冰水中或用肥皂搓洗，就能減輕症狀。

　　在台灣，除非是到日本餐廳吃飯，平常在家中料理山藥多半是煮熟後料理，煮熟後料理或生食吃山藥，皆不減其營養價值，大家不妨每週都給自己和家人來點黏液食物，除了山藥之外，還有：秋葵、蓮藕、黑、白木耳等，讓我們餐桌上的飲食豐富起來，給家人補脾養胃、潤膚通腸喔！

紫山藥煎餅

莘妮上菜

名醫家吃什麼！

食材 & 配料

紫山藥	250g
糖	45g
地瓜粉	50g

做法

1 新鮮紅山藥削皮用調理機磨成泥後，拌入糖和地瓜粉。

2 平底鍋抹油。

3 用湯匙挖山藥泥到不沾鍋整平，用小火煎至可移動，再翻面煎至可移動即可起鍋。

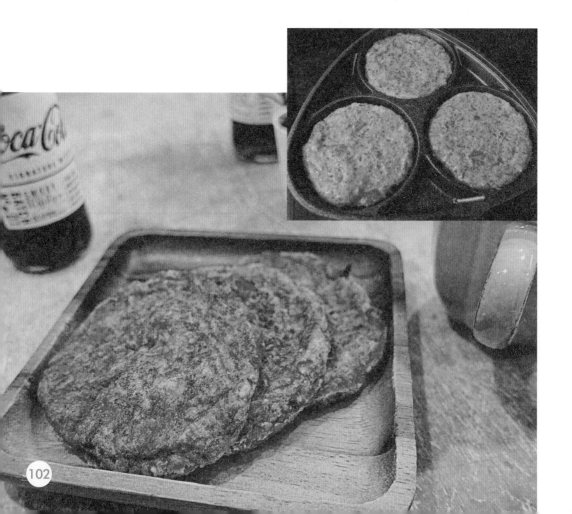

山藥牛肉

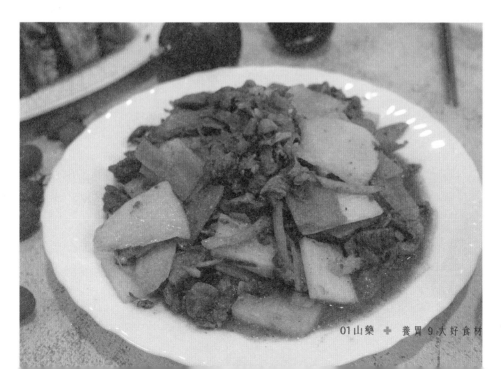

莘妮上菜

名醫家吃什麼！

食材＆配料		做法
胡蘿蔔	1條	
山藥	半條	
瘦牛肉	500g	
澱粉	適量	
胡椒粉	適量	
醬油	適量	
酒	少許	
蔥	2支	
薑	3-4片	
鹽	少許	

做法

1 胡蘿蔔去皮洗淨、切丁。

2 山藥去皮洗淨，切丁後泡鹽水中備用。

3 瘦牛肉切丁或切片，加澱粉、胡椒粉、醬油、白酒、一點油，用手抓勻醃製15分鐘。

4 油熱後倒入牛肉丁翻炒，變色後放入蔥薑翻炒。

5 放入胡蘿蔔和山藥、青豆仁翻炒。

6 加一點水，燜煮15分鐘後加入鹽巴即可盛盤。

菜後記

我很喜歡料理山藥，營養價值高又是養胃聖品，入湯炒菜都很好吃，記得有一次哥哥的同學來家裡吃飯，他是美日的混血兒，他吃到山藥炒牛肉的時候，很是喜歡，我跟他解釋山藥黏黏尿囊素可以保護胃壁之後，他眼睛一亮，多吃了好幾塊呢！真是可愛。

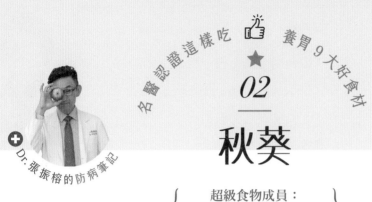

Dr. 張振榕的防病筆記

02

秋葵

{ 超級食物成員：
它是神奇的綠色魔法！ }

秋葵又名秋葵花，乍聽之下會以為產季在秋季，但其實秋葵雖然有個「秋」字，每年的5~9月才是主要盛產的季節，花苞盛開在夏、秋兩季，且花色鵝黃，才會以花朵的黃色起名，有**黃秋葵**的別名，實際上秋葵是綠色的。

身為也是「超級食物」一員的秋葵，當然渾身都是寶，切開後的黏液有**水溶性果膠與黏蛋白**，能幫助腸胃道蠕動、幫助消化，也會附著在胃黏膜上，保護胃壁。它還有半乳聚糖，以及阿拉伯樹膠，這些膳食纖維，可以幫助消化，增加飽足感，對控制體重也有幫助，還能預防大腸癌。秋葵也富含槲皮素等類黃酮，可以將血糖、減少膽固醇及穩定血壓，對預防代謝症候群也很有幫助。近年來在熟知秋葵的營養價值後，日本、台灣、香港及西方國家已經把秋葵視為熱門的顧胃養生蔬菜了。

不知道大家第一次吃到秋葵的感覺是什麼？我印象中人生第一次看到秋葵時，心驚驚的，看到切開後的秋葵，可以拉出像拔絲地瓜的黏液，讓我大退三步，不禁聯想到剛擤出來的鼻涕！吃東西是這樣，當你周圍的朋友吃下去你極度恐懼的食物後仍若無其事，那……會激起你想再試一次、嘗看看，或許再一次嘗試後，會發現它其實沒有這麼糟。

秋葵它獨特的外型與口感，讓我在第二次鼓起勇氣吃下去之後，似乎可以慢慢習慣那怪異又獨特的黏稠感了，在越來越吃出心得之後，有時候甚至會想去咬破在口中滑來滑去的籽。秋葵除了黏液營養價值很高之外，它的籽還富含豐富的鐵和鈣，可以預防貧血，還可以補充鈣質。很多人不知道，秋葵裡的鈣比牛奶中的鈣還要好吸收，對素食者及成長期的孩子，是很好的鈣質來源喔！

綠色無敵小星星！

1 秋葵沙拉
2 秋葵豬肉片

　　小時候在家裡的餐桌上，常常出現像山一樣高的秋葵菜盤，媽媽常說：「秋葵對身體很好，那黏黏的黏液可以保護胃壁，胃不好的話可以多吃一點顧腸胃。」老爸每次只要聽到媽媽分享養身經的時候，就會忍不住吐槽：「有這麼厲害？那要是秋葵這麼保護胃，醫生都不用看病了，給秋葵看病就好了。」愛鬥嘴的他們，感覺如果不爭個你死我活，會讓自己過不去。鬥嘴歸鬥嘴，現在回想起來，媽媽說的其實是對的呢！秋葵在現在已經被專業醫師公認是可以保護胃壁的熱門養生食材，真該跟爸爸說一聲，那場餐桌上的辯論大會，媽媽贏了！

　　在家中料理秋葵時，平常除了汆燙淋上醬油膏之外，我很喜歡在汆燙之後，冷水浸泡一下，再切片成約0.5公分的寬度，秋葵的橫切面很可愛，像是一顆顆綠色的小星星，我時常會把切成像星星的秋葵拌入沙拉裡。不一樣的刀法，就能增加料理的豐富口感呢！

　　在選購秋葵時，要挑個頭看起來**越小越好**，大約跟小指頭一樣的長度，吃起來越嫩！可以輕輕地捏一下，感覺觸感，不能硬但有點韌度為佳。在烹煮的時候盡量保持秋葵完整，**千萬不可以在下鍋汆燙前就先切除蒂頭**，如果先切除蒂頭，會流失秋葵寶貴的黏液，吃起來口感也差很多！所以正確的做法是：當我們洗淨之後，可以保留一點蒂頭，汆燙後再切掉，或者乾脆懶一點，在吃的時候，把蒂頭咬掉即可。

秋葵沙拉

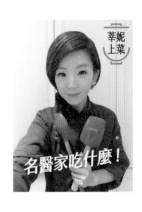

莘妮
上菜

名醫家吃什麼！

食材 & 配料

秋葵	1把
小番茄	8-10顆
小蘋果	1顆
芝麻	少許
和風芝麻醬	1大匙
（COSTCO 胡麻醬）	

和風胡麻醬

做法

1 秋葵洗淨，煮滾一鍋水加一小匙鹽，燙秋葵約5分熟後，撈起泡冷開水。
2 秋葵瀝乾水份、切去蒂頭，再切丁狀備用。
3 蘋果削皮、切丁、泡鹽水，數分鐘後撈起備用。
4 小番茄洗淨，對切備用。
5 所有食材倒入大碗中，淋上和風芝麻醬拌勻即可。
6 撒上白芝麻裝飾。

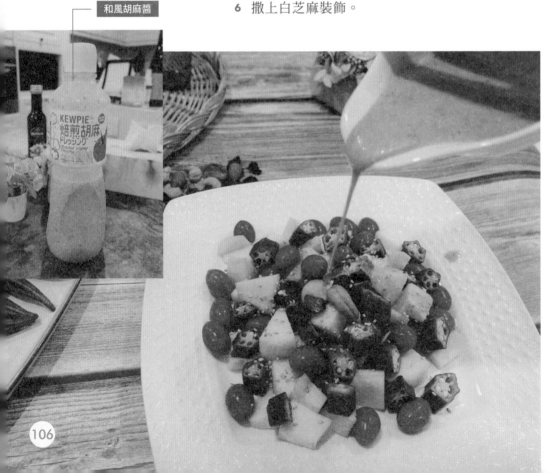

秋葵豬肉片

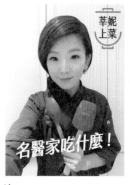

莘妮
上菜

名醫家吃什麼！

食材 & 配料

秋葵	6根
豬瘦肉	300g
大蒜	4瓣
紅椒	1根
醬油	
雞蛋	半顆
鹽	適量
胡椒	適量

做法

1 把秋葵洗乾淨，斜刀切成厚一點的小片。

2 瘦肉切片放入碗中，入胡椒、雞蛋、蒜頭、太白粉拌勻後，醃製15分鐘。

3 大蒜切片、大紅椒(去掉籽)切小段。

4 起鍋倒入適量油，放入蒜片和紅椒炒出香味，再放入豬肉片，中火炒至豬肉上色。

5 放入切成斜面的秋葵，大火翻炒約1分鐘即可起鍋盛盤。

菜後記

小兒子不敢吃黏黏的秋葵，大兒子就愛那黏黏的秋葵。某天我跟小兒子說：「你用牙齒咬秋葵裡的小白球，它會在嘴巴裡跟你玩捉迷藏，要不要試試看？」居然就這樣，為了跟小白球捉迷藏，他吃了一個又一個，很可愛！為了讓孩子多吃一點健康食物，媽媽真的是用心良苦啊！

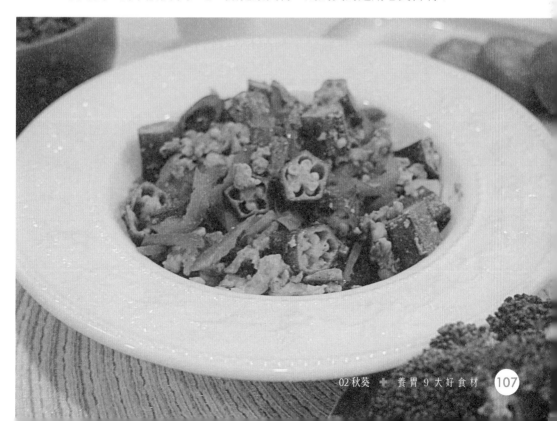

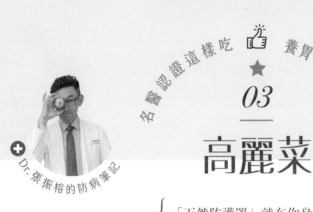

★ 03

高麗菜

{ 「天然防護罩」就在你身邊！ }

　　營養又抗癌的十字花科高麗菜，在台灣一年四季幾乎都有它的身影，大至餐館、小至街頭小吃，從台灣到日本、韓國、印度的餐桌上，都可以看到各種烹調：切絲生食、清炒、煮湯、醃漬、曬乾等，既能當主角展現風姿，亦可當稱職的綠葉配角，呈現好滋味！重點是，這樣進可攻退可守的蔬菜，在抗癌榜單上可是名列前茅，人類實在應該好好感謝高麗菜的存在！它如此平易近人的平凡，卻平凡得很神奇，現在讓我們更進一步了解，爲什麼我說它是神奇的防護罩吧！

　　高麗菜營養相當豐富，含有維生素B群、維生素C、K、U、鈣、磷、鉀、有機酸、膳食纖維等營養素。什麼是維生素U？一般人最常聽到維生素B、C、D、E、但是很少聽到維生素U，維生素U的成分是氯化甲硫氨基酸，是一種**抗潰瘍因子**，可以說是「**食物中的胃藥**」，具有保護、促進修護胃黏膜的功效。

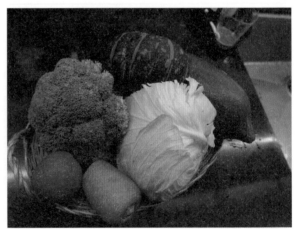

動物性食物中**沒有維生素U**的成份，只存在於十字花科中的蔬菜裡，除了高麗菜之外，甘藍、大白菜、花椰菜、蘿蔔等，都屬於十字花科。

除了**維生素U**，高麗菜還含有可以促進傷口癒合、抗潰瘍及刺激細胞增生、修復胃黏膜的有效成份LPA（溶血磷脂酸）。把高麗菜洗淨後再切碎生食，可以讓我們完整的吸收其營養。維生素U和製造LPA的酵素都不耐高溫，所以生吃高麗菜可以獲得比較多營養，但有些人不喜歡生食高麗菜的澀味，我會建議勿烹調過久，避免營養素流失。

高麗菜的營養當然不只是維生素U跟LPA，神奇的高麗菜隨著不同的烹調方式，會有不同的營養素：清炒高麗菜時，可以獲得維生素K等脂溶性維生素；若燉煮、清蒸的方式讓高麗菜煮到軟爛，能補充到膳食纖維。所以幾乎是**烹調無死角**的高麗菜，如何食用，就看你想從高麗菜中得到什麼樣的營養素喔！

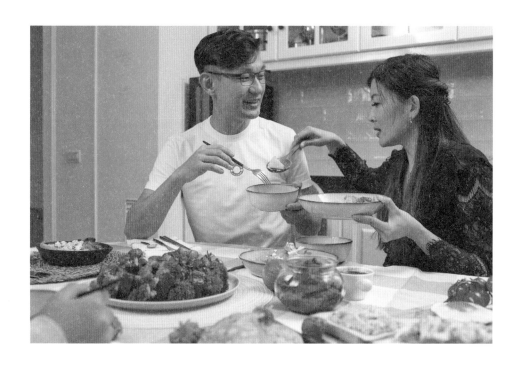

醫師娘說食材

1 高麗菜大阪燒
2 高麗菜豬肉捲

在菜市場走跳巷仔內的人都知道，高麗菜有「**菜母**」之稱，它的菜價掌握了整個蔬菜行情，時常看到新聞氣象報導只要報出：「颱風成形且盤旋在太平洋海上，有可能會登陸台灣……」颱風要襲台的預期心理，會讓高麗菜價錢飆高，而當高麗菜價錢飆高時，整個蔬菜行情也隨之水漲船高，菜價高低，跟高麗菜似乎有著隱形的連動。反之，沒有颱風的時候，高麗菜2顆50元也是有的，或是在新聞報導上看到救救菜農，高麗菜大賤賣，買一送一，各種情況，相信大家都遇見過。

我在市場上看到便宜的蔬菜，就會貪心的多買一些回家，說貪心也是啦，誰教我們是精打細算的煮婦呢！高麗菜多買回來可以包水餃；而白蘿蔔產季便宜的時候，可以做蘿蔔糕，餐桌上的食物隨著季節盛產而變化，畢竟強摘的瓜不甜、強求的緣不美，如果遇到在颱風來時搶收的蔬果，嚐起來肯定是少了熟瓜香甜的完美滋味，所以當季盛產的蔬果肯定是最好吃、最實惠的！

當我們高麗菜買回來，應該如何保存才新鮮持久呢？張醫師的奶奶在我心中堪稱是廚房裡的保鮮高手，什麼東西到她手中，都能輕鬆變身、延續保鮮期，時常看老奶奶打開冰箱拿出紙包裹的綠色菜葉，買了幾天了還是很新鮮翠綠。而高麗菜到她手中，如果整顆不吃放冰箱，她會把高麗菜的菜心挖掉，把紙巾揉成球沾滿水，放在挖掉的菜心中延長壽命，然後再用保鮮膜包起來，放入冰箱保存。這樣處理，想再吃高麗菜時不需要整顆切開也能一片一片拔取，是非常有智慧跟值得學習的保存技巧！還有其他的保存方法可以節省冰箱空間，我們還可以將高麗菜洗淨後泡鹽水，再將鹽水瀝乾，把高麗菜用夾鏈袋分裝好後放冰箱，這樣的保存方法，可以讓高麗菜在冰箱裡存放半個月也不會爛喔！

你們購買高麗菜時挑高山的好，還是平地的好？在我心中，高山高麗菜是無與倫比、無法被取代的。小時候921地震前，那時候中橫還沒斷，我們時常經由東勢往谷關方向到梨山找爸爸的朋友。爸爸是這樣，哪裡盛產什麼就往哪裡跑，是個生活家。而秋天高麗菜是採收季節，爸爸那時候只要到周末就會帶我們去梨山拔高麗菜。常常被爸爸叨擾的朋友是一位警察，但在梨山卻有一塊很大的山地種植高麗菜，我們常在產季的時候去當小小童工，一顆顆幫忙採收，一點也不覺得辛苦，超好玩的！

　　梨山秋天的夜裡有點冷，記憶中在那裏蓋的棉被，厚到壓在身上感覺都快要動彈不得了。早起採收高麗菜時，從房舍走下坡，抬頭望向天空，那清澈的藍天、乾淨的空氣，山與山相連壯麗的景色，如夢似幻，回想小時候的一切，那些回憶像寶藏一樣，很深刻的存放在我的記憶裡。

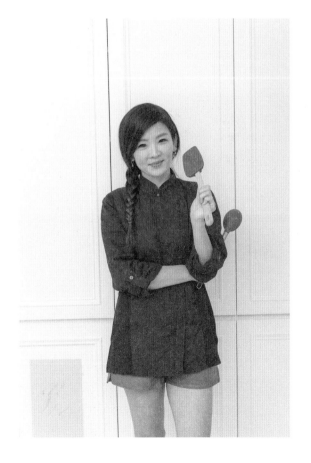

　　也許是記憶中的美，讓回憶中的高山高麗菜份外清甜，也讓我特別喜歡吃梨山的高麗菜，尤其是在市場買菜時，只要是聽到是血統來自**梨山的高麗菜**，就會忍不住下手購買。說真的，熱愛料理的我即使買到梨山高麗菜，始終無法炒出在山上吃到的口感，甚至還跟媽媽分析、討論、研究，我們自己為什麼炒不出那種口感？看來想要再吃到記憶中的美味，只能等到有機會再上山去一解相思之愁了。

高麗菜大阪燒

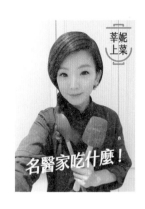

辛妮
上菜

名醫家吃什麼！

食材 & 配料

高麗菜切絲	100g
紅蘿蔔切絲	10g
洋蔥切絲	10g
麵糊（做法見步驟1）	
大阪燒醬適量（沒有可以省略）	
美奶滋	適量
柴魚片	少許
蝦仁海苔香鬆	適量

做法

1 **麵糊做法：**
將雞蛋2顆、中筋麵粉1杯、水1杯、胡椒少許、鹽巴少許，一起調勻成麵糊。

2 將高麗菜絲、胡蘿蔔絲、洋蔥絲放入麵糊裡拌勻。

3 鍋中入油，放入麵糊以中火煎至兩面金黃。

4 起鍋後，灑上柴魚片，擠上美奶滋，撒上香鬆即可盛盤。

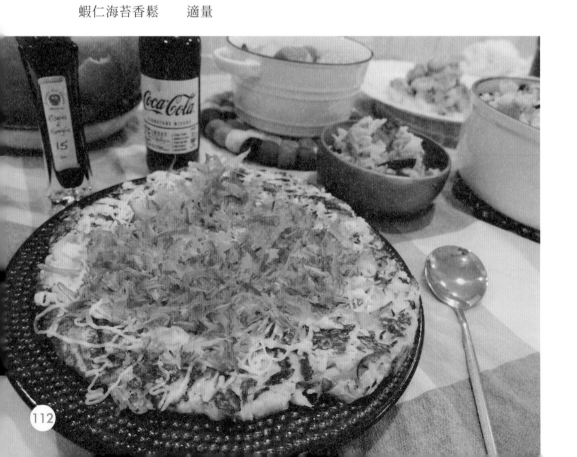

高麗菜豬肉捲

名醫家吃什麼！

食材＆配料

高麗菜	1顆
梅花豬絞肉	500g
鹽	適量
醬油膏	適量
蔥	3根
薑	1根
雞蛋	1顆
高湯適量（亦可用清水取代）	
竹籤	5-10根

高湯

做法

1 將高麗菜一葉一葉摘下，洗淨。
2 把水倒入鍋子煮滾後，把高麗菜葉汆燙拿起晾涼備用。
3 把薑磨成泥、蔥切細末，放入梅花豬絞肉裡，打入1顆雞蛋，加入適量的鹽、胡椒、醬油膏攪拌至有黏性。
4 抓取適量調好的絞肉放進高麗菜葉裡，捲起來，用竹籤收口。
5 起一平底鍋，將高湯或清水燒開。
6 將高湯（清水）煮滾後，把高麗菜捲放進鍋內，用小火煮約10-15分鐘左右，煮好後取一平盤將高麗菜捲夾起擺盤。
7 將鍋中剩餘的湯汁，大火滾收汁，調味，此時可調入適量太白粉水勾芡。
8 將勾芡好的雞湯淋上菜捲，即可盛盤。

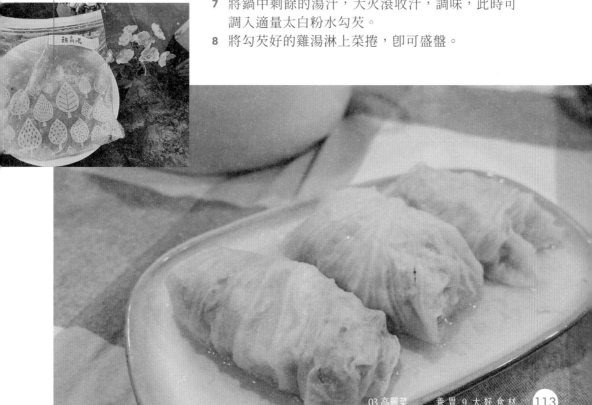

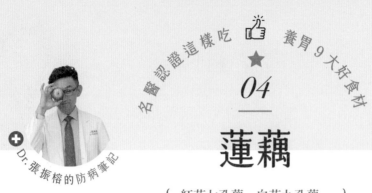

★
04

蓮藕

{ 紅花七孔藕、白花九孔藕, 口感料理完全不同！ }

　　蓮藕是一種營養價值很高的水生植物，大家欣賞荷花的同時，有沒有聯想到荷花的地下莖就是長期**浸在水裡的蓮藕**呢？是的！蓮藕是蓮花的地下莖，不是蓮花的根。在水中它為了發展出透氣的構造，蓮藕的空隙跟孔洞可以貯放很多空氣、提供空氣流通，而如果把水面上的葉梗剪斷，蓮藕就會窒息而死喔！

　　當我們切開蓮藕後，它有許多孔洞，有人有算過蓮藕有幾個洞嗎？其實蓮藕的孔洞跟蓮花的顏色是有關連的，紅花的是七孔藕、白花的是九孔藕，雖然孔洞不一樣多，但它們營養價值是一樣的，唯一的差別只差在吃起來的口感，七孔藕口感比較鬆、棉、糯一點，適合煮湯；九孔藕比較脆一些，適合涼拌或者烤箱烤一下來吃。

　　蓮藕營養價值很高，100公克的蓮藕含水份80公克、熱量74卡、3.4公克膳食纖維。它跟山藥一樣，在切開後會發現有黏黏的黏液，是含有黏蛋白的一種糖類蛋白質，能促進蛋白質和脂肪的消化，因此可以減輕腸胃負擔、強健胃粘膜，而且蓮藕的膳食纖維非常豐富，堪稱是**蔬菜之冠**！

　　纖維質有吸水份的效果，因此可以增加糞便含水量、軟化糞便，並刺激大腸壁肌肉蠕動，幫助排便順暢和減輕便秘等消化問題。在營養學中，蓮藕被歸類為五穀根莖類主食，它兼具蔬菜富含纖維質的特性，所以如果在減肥時，可以把它當成取代主食的食物，除了讓減重的食物更多元之外，也兼顧營養和健康。

除了黏蛋白與豐富的纖維之外，蓮藕成份中還有：蛋白質、脂質、碳水化合物、鉀、鈣、磷、鎂、鐵、維生素A、B_1、B_6、C等。蓮藕中豐富的維生素C，可以從生食中獲取，但我不建議蓮藕生食，生食蓮藕很容易引起**薑片蟲病**。薑片蟲病是薑片蟲寄生於人、豬小腸內引起的一種人畜共患的寄生蟲病。人們因為生食含薑片蟲囊蚴的水生植物、或用牙齒啃咬水生植物的皮、或飲用含有囊蚴的生水而被感染。成蟲會附在腸黏膜上，造成腸損傷和潰瘍，使人腹痛、腹瀉、消化不良，兒童還有可能出現**面部浮腫、發育遲緩、智力減退**等症狀。

除了蓮藕之外，水生植物還有：菱角、荸薺，建議這類食物盡量不要生吃，也不要用牙齒啃皮，在食安處理上，我們講究衛生勝於營養，盡量少吃生食、不喝生水，接觸過水生植物或污水時要洗乾淨手，這樣才確保不會營養沒補到、卻吃出一身病。

蓮藕最好不要生吃

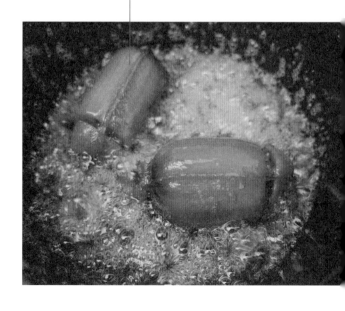

醫師娘說食材

1 蓮藕排骨湯
2 冰糖糯米蓮藕

　　蓮花，全身上下都是寶，幾乎都可以被拿來使用，例如蓮花盛開時，可採收觀賞，新鮮的蓮花或曬乾的蓮花瓣可用來泡花茶；而蓮花的葉子「荷葉」，大家應該更熟悉，我們時常會在餐桌上看到它：荷葉糯米雞、荷葉香菇蒸排骨等，這些料理因為跟荷葉一起蒸煮，品嘗時可以聞到荷葉淡淡的清香，讓人食慾大增。再來是裝著蓮子的蓮蓬，在乾燥後還能熬煮成**蓮蓬茶**；此外，古人常說的良藥苦口，蓮子心就是一種很好的良藥，將蓮子心泡茶有去心火的功效、可養心安神！

　　而蓮子應該是大家最耳熟能詳的了，它是蓮花凋謝後的蓮蓬所取出的果粒，時常會在甜點中看到它的身影，可煮甜湯或入菜，是很營養的食材。最後就是今日的主角：「蓮藕」，秋季是採收的季節，從夏季至冬季皆可購得。這樣介紹完，有沒有發現蓮花全身上下都有其用處，且不只單單可以使用而已，每個部位的營養價值都很豐富！真的是**營養零死角**的蔬菜呢！

　　每年的端午節前後，是蓮花盛開的時候，**北有觀音、南有白河**，這兩處都可欣賞這美麗的蓮花，而蓮花盛開之後，天氣轉涼入秋時，蓮田便開始採收蓮藕了。正常採收好的藕塊表面多附有泥沙，且具粗糙感，因蓮藕暴露於空氣中極易變色，所以蓮藕上的泥巴能避免蓮藕表皮受到損害、抵抗空氣中的氧化作用、提高保鮮度。

　　但很多消費者不懂，喜歡購買乾淨潔白的蓮藕，所以商人為了使蓮藕更加白淨好賣，會把採收後的蓮藕再一次加工處理，就出現了所謂的「漂白藕」。我們已經知道在市場上買蓮藕時，要避免買到加工後**「漂白藕」**，可在購買挑選的時後藉由氣味、顏色來判定，下次看到帶土的蓮藕，千萬不要嫌棄它髒喔！回家沖一沖清洗乾淨之後，它真實而天然的樣貌就會顯露出來了。秋風起，是不是也該去買一條蓮藕來滋補一下了呢？

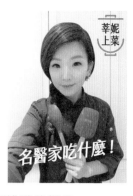

Sydney's Magic Healthy Recipe

蓮藕排骨湯

莘妮上菜

名醫家吃什麼！

食材 & 配料

蓮藕	2節
小排骨	半斤（300g）
蔥1根	（可省略）
水	1000cc
麥角	半杯
玉米	1根
紅棗	適量
枸杞	適量
鹽巴	1/2匙
胡椒粉	1/4匙
米酒	1/2匙

做法

1 豬排骨洗淨，冷水下排骨，冷水煮到沸騰後撈出浮末沖洗備用。

2 蓮藕洗淨、去皮切片，放入水中避免氧化，備用。玉米洗淨切段備用；麥角、紅棗、枸杞洗淨備用。

3 取一湯鍋加入1000cc水燒滾後，分別放入排骨、玉米、蓮藕、麥角、少許米酒，燉煮40分鐘後，可檢查排骨是否軟爛。

4 再加入紅棗、枸杞，小火燜煮10分鐘即可放入鹽巴、胡椒粉調味，熄火起鍋。

菜後記

蓮藕跟山藥一樣，切開之後黏液牽絲，代表它也是養胃聖品。以前不認識蓮藕的時候，切開後覺得太可怕了！立刻把它丟掉，後來認識蓮藕的好、養身益處之後，家裡就時常拿蓮藕來煮排骨湯或雞湯，感覺喝完之後身體都被溫補了！是很棒的食材呢。

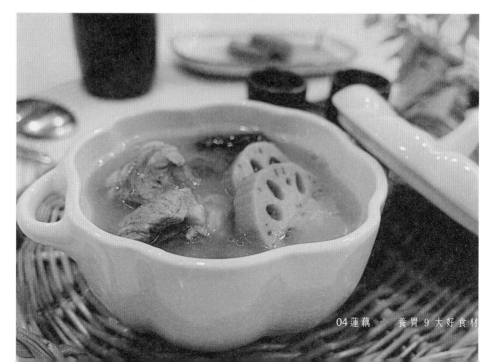

冰糖糯米蓮藕

莘妮
上菜

名醫家吃什麼！

食材&配料

蓮藕	2節
圓糯米	半斤
冰糖	400g
冷開水	1500cc

做法

1 將蓮藕刷洗乾淨後備用。

2 糯米泡水3小時洗淨備用。

3 取出蓮藕從頭頂端預留3公分處切開，接著將瀝乾水份的糯米從蓮藕的孔洞中填入至8分滿。

4 再將蓮藕蓋子蓋上後，用牙籤斜插入蓮藕固定。

5 鍋中加入可淹蓋過蓮藕的冷水約1500cc，加入冰糖、放入蓮藕，燜煮大約3小時至糯米熟透。

6 3小時後可先用筷子檢查蓮藕是否軟爛，若已經軟爛，可取出蓮藕放涼、切片盛盤。

7 剩餘冰糖湯汁可再用大火燒煮至濃稠，盛盤後淋上即完成。

菜後記

上浙江餐館的時候，都會看到冰糖蓮藕這道冷盤，那甜美的滋味跟鬆軟的口感，實在讓人好喜歡！尤其裡面是糯米，吃起來又軟又糯的，我便下決心一定要把這道甜點學起來！某次媽媽北上來台北玩，我做了冰糖蓮藕給她嚐一嚐，她也跟我一樣喜歡，還請我多做一些，讓她可以拿回去給阿姨吃，這真的是一道養胃又補身體的甜點喔。

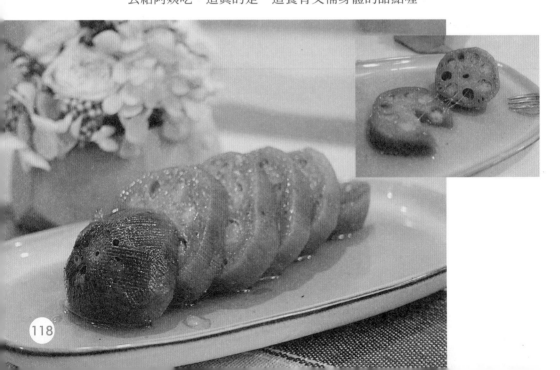

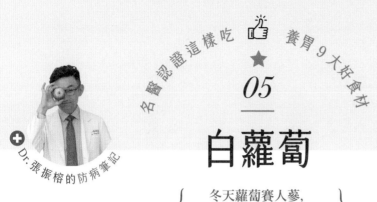

05

白蘿蔔

{ 冬天蘿蔔賽人蔘,
物美價廉又好處多多! }

Dr.張振榕的防病筆記

　　白蘿蔔的營養非常豐富,盛產期為秋冬時節,屬十字花科類,含有豐富的木質素、維生素C與醣化酶等。白蘿蔔的辣味源自**硫氰化物**,它具有保護胃黏膜的功效,而白蘿蔔越靠近根部的部位含有這種物質越多。此外它所富含的維生素C和微量元素鋅,則有助於增強身體的免疫功能、提高抗病能力。

　　在中醫理論裡,白蘿蔔可以助消化、振奮腸胃,使消化道裡的濕氣能盡快被排除,痰也會跟著減少。這讓我想到105年秋天,約是從9月份開始,我出現咳嗽的情形,那時候的我以為是胃酸衝到喉嚨導致咳嗽,就開了耐適恩胃藥給自己服用,希望可以解決胃食道逆流的症狀。當時診所事業還不是很穩定,身體上的大小病痛很常被忽略而放過,其實咳嗽超過1個月應該算是亮紅燈要開始警戒了,但吃了耐適恩後,咳嗽沒有改善,讓我再次誤判自己是感冒,於是咳嗽情形又再拖了1個月,後來才知道,原來是我的**「肺」**出事了!

　　咳嗽前後大約拖了有2個月,老婆覺得實在是不對勁,帶我去照X光檢查,希望可以先排除是否肺部有問題?X光結果是我們始料未及的!在那張X片上,左上肺葉看到像火球一般的圓體……說它是圓體是因為,當下其實我無法分辨那是什麼?我只知道我完蛋了!一夜無法入眠的我們,隔天打起精神、鼓起勇氣,帶著沉重的心情,到台北醫學院進一步做檢查。其實當時所有可能的結果,我都想過一輪了,肺癌是最糟的結果,如果死神要在那一刻跟我開玩笑,我也只能接受了!

等待是煎熬的，當報告結果一出爐，立馬接到當時還是內科部主任、現在已經榮升台北醫學院張君照副院長的電話，他說：「振榕，放心，不是癌症，是**肺膿瘍**！」

當聽到是肺膿瘍時，說沒有驚嚇是不可能的，但還好只是肺膿瘍！不過，什麼是肺膿瘍？簡單來說，它是在肺葉組織中產生化膿性病變，造成肺部局部性破壞或壞死，其致死率也不低，但比起肺癌，肺膿瘍相對好對付多了。手術過程中，因為膿瘍的關係，組織都沾黏在一起，讓胸腔外科徐博奎醫師開刀時間花得非常久，在手術室外等待的老婆整整等了將近11小時，等到心裡焦急得幾乎快要崩潰了。後續漫長的術後復健、住院、抗生素治療，感謝所有學長學弟的幫忙，這戲劇化的病程還好已經結束了，也多虧老婆當時無微不至地照顧，在我住院調養期間燉了很多潤肺暖胃的補湯。她說，身體要復原快，要多喝湯湯水水的才有辦法補元氣。那時候常喝到蘿蔔排骨湯、牛肉蘿蔔湯、蘿蔔燉雞湯、蓮藕排骨等。蘿蔔營養價值高，湯頭鮮美清甜，我非常喜歡。

大家會以為蘿蔔屬性偏寒，但其實只有**生食時才會性質偏寒**，煮熟之後的白蘿蔔屬性溫和，可助食物消化吸收。多吃白蘿蔔不但有消脹氣的效果，還能消除身體疲勞，是一種物美價廉又對身體好處多多的蔬菜！因此有**「冬天蘿蔔賽人蔘」**之說，冬天補身不只有人蔘可以選擇，冬天盛產的白蘿蔔營養含量豐富，不輸給貴森森的人蔘！到現在老婆在天氣轉換時仍會煲湯給我跟小孩喝，今晚，就來一碗清甜的青茱蘿蔔排骨湯吧！

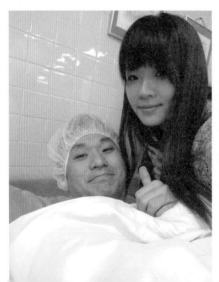 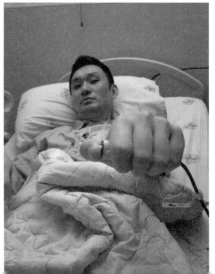

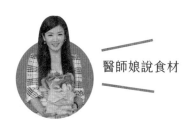

醫師娘說食材

1 蘿蔔燉牛肋
2 五行蔬菜湯

　　白蘿蔔跟花椰菜是好朋友，都是屬於十字花科的蔬菜，又被稱爲「菜頭」，冬天是蘿蔔**「得時」**的季節，什麼是「得時」呢？意思是說：當季盛產的蔬果。蘿蔔其實原屬於冬季出產，但經過農夫品種改良後，台灣一年四季都能吃得到蘿蔔，不過還是「得時」的時候最好吃！不知道大家有沒有買過煮起來苦苦的蘿蔔呢？這可能是因爲在購買時挑到不好的，或是沒有買到「得時」的蘿蔔，才會苦苦的。

　　我們要怎麼挑選好吃的蘿蔔呢？除了拿起來要重之外，外表不要有裂痕，不然很有機會買到空心蘿蔔！說到空心蘿蔔，讓我不禁聯想到**花心大蘿蔔**，爲什麼說男人是花心大蘿蔔，偏偏指定是蘿蔔，而不是南瓜或西瓜呢？原來是跟白蘿蔔的生長特性有關。我們吃的蘿蔔是長在土裡的根，在非採收季節，蘿蔔的莖葉會開花，而在開花之前採收蘿蔔是最甜美好吃的！當蘿蔔開花時，原本根部應該要含有豐富的水份及養份都會被花朵吸收使用，使它內部漸漸變空心，最後只剩下越來越乾燥的纖維！外觀上看來雖然形狀完整，但其實內在已經變成空心、不好吃了！所以在購買蘿蔔時可以用手指去彈一彈，**挑選結實、沉重、沒有鬚鬚的**，挑出來的才會是好蘿蔔。而我們在烹調蘿蔔時，靠近葉子部位的蘿蔔通常會比較苦一點，可以多切掉一些；清洗時，建議在流動的水下沖洗並以菜瓜布刷洗乾淨，才不會殘留泥土在外層，再用刨刀刨去外皮。

　　每戶人家餐桌上一定有**菜頭排骨湯**的料理，但營養豐富的蘿蔔不只適合拿來燉湯，還有許多料理方式可以食用，例如韓國人喜歡吃的蘿蔔泡菜；或者像日本人一樣把蘿蔔磨成泥，做成炸天婦羅的沾醬，甚至是盛產時把蘿蔔曬成蘿蔔乾保存。在各國的餐桌上，都可以看到平價又營養的白蘿蔔身影。我有一個關於蘿蔔在料理上的祕密武器，可以發揮出不可思議的效果。大部分人醃豬肉時都只是放蒜頭、醬油、胡椒等，但我在醃肉時會多放入磨成泥的白蘿蔔，此時白蘿蔔裡的酶會對肉進行分解，使肉類的口感變得軟嫩，是能讓老皮變成嫩肉的神奇魔法喔！吃過都說讚，很值得推薦給大家試試看！

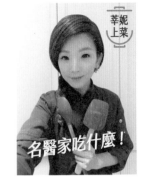

Sydney's Magic Healthy Recipe

蘿蔔燉牛肋

食材 & 配料

牛肋條	1000g
（costco 牛肋條半包）	
白蘿蔔	1 條
紅蘿蔔	1 條
青蔥	3 根
老薑	1 小塊（10 片）
辣椒	1 條
洋蔥	1 顆
牛肉滷包	1 包
水	600cc
米酒	2 大匙
醬油	3 大匙
鹽	1/6 茶匙
冰糖	1/2 茶匙
黑胡椒粉	少許

做法

1 準備所有材料，清洗乾淨。

2 牛肋條削掉多餘脂肪，切 4 公分爲一段。

3 白蘿蔔、紅蘿蔔、洋蔥削皮後切塊、老薑切片、青蔥切長段。

4 起油鍋，放入薑片，炒出香氣後放入牛肋條，煎至焦黃。

5 後續再放入洋蔥、白蘿蔔、胡蘿蔔拌炒出香氣，加入米酒 2-3 湯匙、醬油、鹽、少許冰糖，清水要淹沒食材。

6 煮滾後，表面會有些浮末，將其撈出，放入蔥段、黑胡椒粉或辣椒後，蓋鍋小火燉煮 40-60 分鐘（依個人對肉的軟硬喜好斟酌燉煮時間）煮好後試湯頭，視情況以少許鹽巴調味，卽可盛盤。

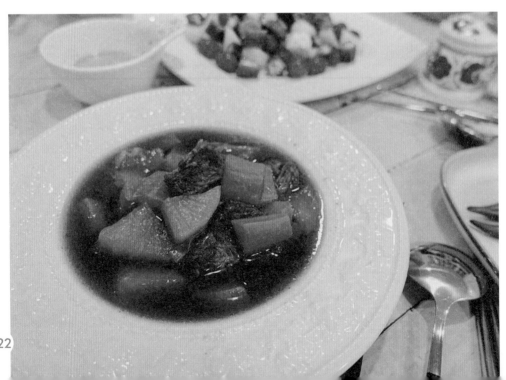

五行蔬菜湯

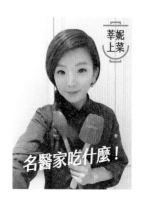

莘妮上菜

名醫家吃什麼！

食材＆配料

湯排	500g
白蘿蔔	1條
紅蘿蔔	1條
玉米	2根
洋蔥	1顆
新鮮香菇	10朵
番茄	2顆
西洋芹	1大片
黑木耳	2大片
水	2000cc
鹽	1.5小匙
油	1大匙
胡椒鹽	

做法

1 準備所有材料，清洗乾淨。

2 白蘿蔔、紅蘿蔔、洋蔥削皮後切塊。香菇去蒂頭，玉米、西洋芹切段、番茄切塊、黑木耳切片備用。

3 取一個冷水湯鍋，放入湯排煮滾，去除血水雜質，倒掉髒水後，將湯排在清水中沖洗乾淨。

4 再取一個新的湯鍋，放入少許的油，將番茄放入翻炒，再注入清水。

5 依序將湯排、玉米、白蘿蔔、紅蘿蔔、洋蔥、香菇、西洋芹放入燒滾後，小火燉煮30分鐘，開鍋放入黑木耳繼續燜煮10-15分鐘。

6 開鍋撒入少許鹽巴、胡椒粉調味，即可盛鍋。

菜後記

我們在三餐中難免會因爲聚會或應酬，吃到比較油膩的食物，我就會煮一鍋五行蔬菜湯來排毒、養氣、提神。這個湯品在日本曾經紅極一時，說有抗癌的功效，我們姑且不要誇大其效用，但湯裡幾乎是把所有養身食材集於一鍋了，說沒有養身也難，多喝這道湯可以提升免疫力，對身體是非常有益處的。

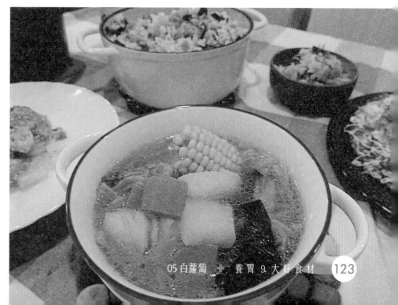

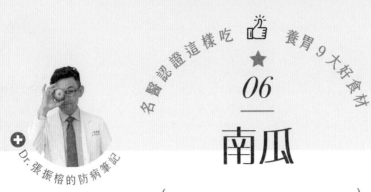

Dr. 張振榕的防病筆記

06

南瓜

{ 南瓜馬車帶來滿滿的美味約定 }

　　南瓜為葫蘆科，屬一年生草本植物，在台灣不愁吃不到南瓜，因為全年都有生產。美國聯邦食品藥物管理局（FDA）將南瓜列為**30種抗癌蔬果之一**，南瓜與胡蘿蔔一樣，富含豐富β-胡蘿蔔素，還有維他命C和維他命E。**β-胡蘿蔔素是最強大的抗氧化物**，能幫助身體對抗自由基，有天然防癌效果，還能幫助身體生成維生素A，增強免疫系統、對抗病菌感染。而每100克南瓜就含有15毫克維他命C，這些抗氧化物能夠中和自由基，阻止自由基傷害細胞。

　　南瓜子有豐富的維他命E，它參與調節免疫系統及血管彈性，因此可以幫助我們預防心血管疾病，有保護心臟、血液系統的作用。南瓜的果膠成份可保護胃腸道黏膜，避免受粗糙食品刺激，減少潰瘍。吃南瓜時連皮帶籽一起食用，可攝取到較多的鋅，除了鋅，還有其他豐富的礦物質，如：鈷、鐵，這些都是製造血液的重要角色，所以又是一個渾身是寶的超級食物！

　　不過南瓜有個陷阱，它既不是水果也不是蔬菜類，它是**全穀雜糧類**的食物，依據食藥署台灣食品成份資料庫資料顯示，每100公克的南瓜果肉，熱量為74大卡，與地瓜、馬鈴薯、山藥、芋頭相比，雖然同份量熱量較低，但是如果你正在控制飲食、又同時攝取主食和南瓜時，熱量就容易超標，建議可以將南瓜取代白飯當主食，千萬不要把南瓜當蔬果，避免攝取過量澱粉適得其反。

我們已經知道南瓜的營養是全方位的，它的膳食纖維含量非常高，有助於增加飽足感，還能促進腸胃蠕動、預防便秘，很建議在減重的朋友可以將南瓜列入菜單裡，在控制飲食的同時，還可以讓身體攝取到健康美味又營養的食材。曾經有一位病友來門診諮詢我，他希望我可以建議他幾種保胃食材，讓他在家中除了服用藥物之外還可以藉由食療來養胃。當下我建議了他幾樣食材，其中也包含了南瓜。

　　後來當那位病友回診時，他的面色、雙手掌心都微黃，讓我著實納悶，上次門診時他似乎不是這樣的情況，怎麼這次來膚色變黃黃的呢？門診觀察病人時，**「望、聞、問、切」**是非常重要的，我問了病友：「上次拿藥回去後，身體有沒有比較改善呢？」他說：「好很多！」我繼續問：「那吃得如何呢？上次跟你飲食衛教的部分，有沒有聽懂？飲食狀況如何呢？」接下來他回我的話，真的是還好在當下我有hold住，不然就當場笑場了，他說：「有啊，張醫師，你說吃南瓜好，補血又顧胃，我就天天吃欸，吃到我看到南瓜都怕！」為什麼他的臉跟手都黃黃的，這下已經有了答案，是的，他攝取過量了！

　　南瓜營養價值雖高，但不能盲目的過量食用，要控制好食用量，正常一天不能超過50-100g的量，這位病友把南瓜當正餐跟零食吃，也難怪會出現皮膚變黃的現象。經過我一番解釋後，跟病友說：「首先，你要先停止繼續食用南瓜，然後多喝水排泄出去，同時也不要再吃其他含有胡蘿蔔素的食物，如胡蘿蔔、橘子等，現在皮膚黃黃的沒有關係，一般在停止食用後，膚色狀況就可以慢慢消退改善了。不過，如果一直沒有緩解或是皮膚顏色症狀更嚴重的話，就需要

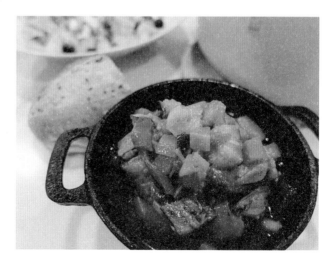

及時就醫檢查囉。」病人聽完解釋後，出現哀愁的臉孔，深怕自己回不去正常膚色，他說：「我這麼認真地吃，保養自己，吃到看到南瓜就怕，居然還出狀況，我真的是……都怪自己沒搞清楚，不過謝謝張醫師。」

後來這位可愛的病友在幾週之後恢復到正常的膚色，讓他放下心中那塊大石頭。這件事情讓我們明白，即使我們知道食材營養健康，但任何過量攝取，造成身體出現反效果，比一開始沒有起頭的時候更糟！切記一句：「凡事過猶不及、適量即可。」

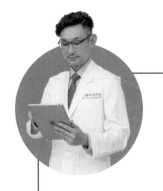

✚ Dr. 名醫保健室

1 「**自由基**」是「**氧**」在體內新陳代謝後所產生的物質，可以說是一個不穩定的物質，它的活性極強，可以跟任何物質發生強烈的反應。體內自由基數量超過正常範圍時，因為它在身體裡流動，就會讓細胞被破壞、導致蛋白質、碳水化合物、脂質等細胞成份遭受氧化，產生疾病及老化。

2 自由基攻擊得逞所造成的傷害，蛋白質會修補回來，但是如果身體的細胞累了，就會變得比較無法排除自由基或清除氧化作用後的廢物，傷害就會逐漸累積，慢慢出現如器官老化、體力衰退、皮膚鬆弛、免疫力減退等症狀。

3 什麼是「**抗氧化劑**」？抗氧化劑就是能對抗氧化過程的化學物質，阻止自由基形成，在許多的抗癌蔬果裡，它們擁有豐富的維生素、礦物質以及植化素，才能幫助身體清除「自由基」、並控制自由基的產生。例如：維生素C、維生素E、β-胡蘿蔔素以及礦物質硒和錳等。

金光閃閃惹人愛

1 粉蒸南瓜排骨
2 金黃南瓜飯

　　日本有位國寶級的當代藝術家：**草間彌生**。在她的畫作中，草間彌生最讓人熟知的封號為「波點女王」，怎麼說呢？可以在她的作品裡發現有許多大大小小密步的圓點，「波爾卡圓點」成為她個人的獨特標誌。草間彌生的成長過程影響了她一生的作品風格，她把她著名的波爾卡圓點與南瓜結合在一起之後，就像是被施了魔法一樣，作品裡的南瓜已經不是原來的南瓜了！在她的作品裡，南瓜不只是我們兒時童話故事裡的「南瓜馬車」，也不只是萬聖節中的「南瓜燈籠」，在她的創作下，帶領我們進入南瓜的異想世界。

　　草間彌生深愛南瓜，大家都很好奇為何她鍾情於南瓜？這其中的原因在她接受採訪時有提到，她說，南瓜給她的感覺是舒服、安慰的，再加上南瓜大大的肚子、外觀飽滿、色澤鮮艷橘黃，讓她不覺得有威脅感，還感覺到放心，而且南瓜營養豐富，也是她喜愛的食物。她甚至說：「我對南瓜的創作慾望依然持續著，我對南瓜的熱情，就好像我還是小孩一樣。」認識草間彌生之後，讓我更確定了南瓜真的全身都是寶！除了果肉能吃、它的皮與籽都有營養之外，還是一個**有生命的藝術品**呢！

　　南瓜品種多到數不清，其中我們最知道的品種是**中國南瓜**與**栗子南瓜**，用來製作南瓜燈的是西洋南瓜的一種，比較接近草間彌生拿來創作的南瓜。而好吃的南瓜就要挑外皮顏色均勻有光澤、拿在手上沉甸甸很有重量的，表示裡面的果肉結實飽滿、紮實、南瓜香味濃郁。南瓜買回家後如果會馬上料理，可以選蒂頭是黃色而且乾燥的；若想放一段時間，則要選綠色的蒂頭，在購買時可以留意，如果蒂頭已經呈現咖啡色、黑色，表示南瓜的果肉已經纖維化或已經乾枯腐壞了。

一般整顆沒煮過的南瓜，放在陰涼處就可以保存，冬天能放4-5個月、夏天會縮短到2-3個月；如果你發現南瓜已經成熟，但還沒準備料理，可以先削皮、去掉南瓜的籽，再切成塊放進保鮮袋密封冷凍，變成**冷凍即食包**，需要料理時，從冷凍庫退冰後就可以拿來入菜，非常的方便。張醫師在前面有提到，南瓜既不是水果也不是蔬菜類，它是全穀雜糧類的食物，所以當我們在計算熱量時，要把南瓜視爲主食的那一類。

　　有很多人不知道，渾身是寶的南瓜就連南瓜籽也是好物！在我們料理南瓜時，時常浪費的把南瓜籽挖掉去除，殊不知南瓜籽居然是維生素E的好來源！而且它還是堅果家族的一員，它每100克擁有20毫克的維生素E，維生素E有強大的抗氧化力，也參與調節免疫系統及血管彈性，因此可以幫助我們預防心血管疾病，難怪我媽媽煮南瓜時都不挖籽的，下次應該學習我媽，嘗試不要再把南瓜籽挖掉丟棄，讓南瓜籽一起入菜食用，這樣才能獲得南瓜的全面營養。

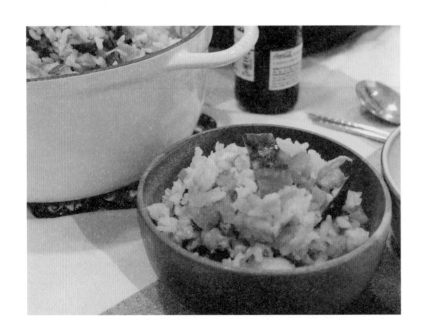

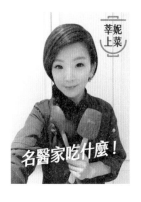

莘妮
上菜

名醫家吃什麼！

Sydney's Magic Healthy Recipe

粉蒸南瓜排骨

◇◇◇◇◇◇◇◇◇◇◇◇◇◇

食材＆配料

排骨	500g
南瓜	1顆
粉蒸肉	1包
米酒	適量
醬油	少許
醬油膏	少許
蒜頭	3-4顆
胡椒	適量
鹽巴	少許

做法

1 將所有材料洗淨、瀝乾水份。

2 將南瓜三分之一處切開南瓜上蓋、內囊籽取出，也可將部分南瓜肉一起挖出來洗淨備用。

3 蒜頭拍扁，放入瀝乾備用的排骨，倒入少許醬油、醬油膏、米酒、鹽巴、胡椒、粉蒸肉拌勻，醃製15分鐘。

4 將洗淨的南瓜肉與排骨混合後，一起放入南瓜盅裡，蓋上南瓜蓋，放入蒸爐裡蒸30分鐘。（大同電鍋外鍋1杯水）

5 30分鐘之後，檢查南瓜與排骨是否熟透（南瓜大小影響烹飪時間），若仍未熟透，可再延長蒸煮時間，熟透後即可盛盤。

菜
後記

能幫助身體對抗自由基的南瓜，有天然防癌效果，是我們家的常備菜單，這道粉蒸南瓜排骨是張醫師的最愛，他說爺爺在他小時候常做這道菜給他吃，雖然味道不同，但一樣是特別好吃又很有感情的一道菜。

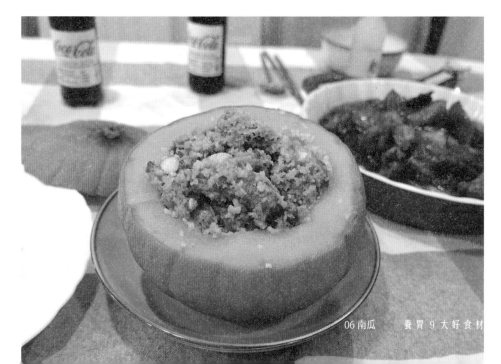

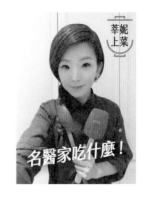

Sydney's Magic Healthy Recipe

金黃南瓜飯

莘妮
上菜

名醫家吃什麼！

食材＆配料

南瓜	500g
米飯	（約莫3人的量）
豬肉	1小塊
香菇	4朵
紅蘿蔔	適量
蝦皮或蝦米	適量
鹽	適量
醬油	適量
洋蔥	半顆
蔥	1支
蒜	4-5瓣

做法

1 將所有材料洗淨。將紅蘿蔔、香菇、豬肉、洋蔥、南瓜去籽不去皮切丁（胃弱者可去皮）。

2 起一平底鍋，加入少許油依序放入蒜頭、蝦皮、紅蘿蔔、香菇、豬肉、南瓜、洋蔥爆香。

3 加入白飯拌炒（隔夜飯尤佳），加入少許鹽巴、胡椒、醬油調味。

4 加入10cc清水後，小火蓋鍋燜煮10分鐘。

5 將蔥切成蔥花。10分鐘之後，打開鍋蓋將蔥花撒入，即可盛盤。

菜後記 營養豐富的南瓜如果直接炒或蒸放在餐桌上，是會讓兄弟倆直接略過的，於是只能對南瓜施點魔法，讓不愛吃南瓜的兄弟在搞不清楚南瓜在何方的情況下，把營養滿分的南瓜吃下肚，很推薦給家中一樣有挑食的孩子的料理喔！而且好香好可口。

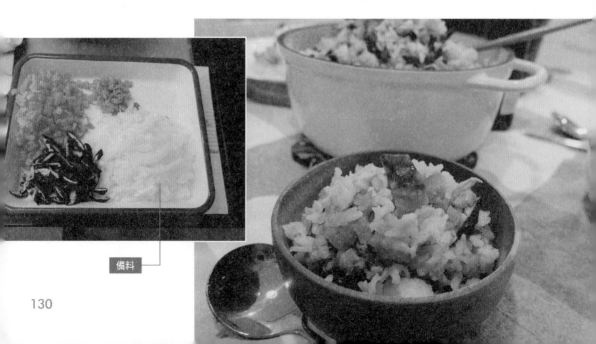

備料

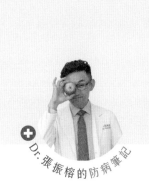

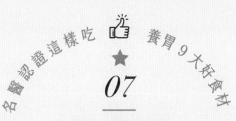

名醫認證這樣吃 養胃9大好食材

★
07
——

海帶芽

{ 大海裡擁有豐富微量元素、低GI
的超級食物！ }

在中醫的說法中，他們認為**「病是自家生」**，也就是說，萬惡元首在於我們自己選擇吃什麼，我們都知道「病從口入」，英文中也有一句話：You Are What You Eat!(你吃的東西決定你是誰)，當我們懂得防範的時候，我們可以選擇讓吃進去的食物是對身體健康有幫助的，中醫又說：**「三分治，七分養」**，三分可以依靠藥物來治療，但其他七分是要靠自己把身體養出強大的自癒力，而身體養健康了，自癒力自然強大了。

在大海裡面有一個腸胃道的清道夫、低GI值的超級食物**「海帶芽」**。海帶芽含有豐富的鐵、鈣、碘、鉀、鎂。**碘**，參與了甲狀腺素合成，缺碘會影響甲狀腺功能，而甲狀腺素主要的作用是調節能量代謝及發育。在韓國，懷孕婦女在妊娠期間會補充海帶芽，因為海帶芽中的碘可以幫助妊娠中胎兒的神經與腦部發育，在產後又可以補充到海帶芽富含的**鐵**。

雖然韓國人沒有像我們產後坐月子有一個月這麼久，他們產後坐月子是21天，而喝海帶芽湯補充產後營養是他們的傳統習慣。韓國坐月子的護理方式也和台灣不大相同，在台灣我們會幫助產後媽媽大量補充湯水，讓媽媽有充沛的奶水提供給寶寶喝；而韓國的月子餐，是每餐都要給產婦做**海帶芽湯**和**裙帶菜湯**。他們認為海帶中含有豐富的微量元素，是有益身體健康的，而且韓國人也認為，海帶芽湯可以幫助子宮收縮和恢復，這也是為什麼韓劇中時常出現婆婆熬煮海帶芽湯給媳婦喝的劇情的原因了。

海帶芽中富含的鈣質，也是我們身體重要的微量元素，鈣不只和骨骼

健康有關，與全身的神經傳導、細胞訊息傳遞、智力發展、內分泌平衡都有密切關聯。鈣質缺乏時，長期下來會影響骨骼健康，短期可能會使神經傳遞訊息出問題，人就會**情緒不穩**。而**海帶芽中的鉀**，我們都知道鉀跟運動有關，它參與骨骼肌肉的收縮、心肌電位傳導與心率調節，所以很多運動員在運動流汗後，會補充適量的電解質。

看似平凡無奇的「海帶芽」，居然擁有如此豐富的鐵、鈣、碘、鉀、鎂，不愧為大海中的超級食物！除此之外它還含有豐富的膳食纖維，能加速腸道的運動，有助於潤腸通便。它也是減重的好夥伴，也可以常吃海帶芽，因為它熱量很低，每100g的海帶芽，熱量才36大卡、脂肪 0.6 g、膽固醇0、碳水化合物 5.9 g。

在我們透徹的認識海帶芽的營養價值後，如果之前你們誤以為海帶芽只是小小的角色、沒啥營養價值，看完這篇文章後，它是不是更值得被你認真對待了呢？

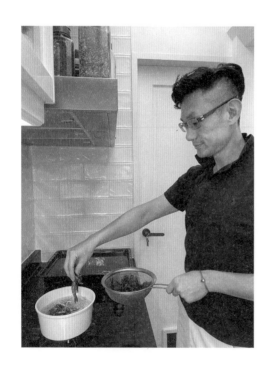

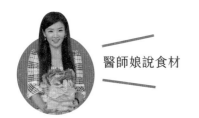

醫師娘說食材

1 海帶芽豆腐湯
2 海帶芽煎蛋

　　許多藏在海洋裡的營養植物，有我們經常吃、卻又很陌生的，例如海菜家族：海帶、昆布、紫菜和海帶芽等，而且有時候在購買時也不知道該如何分辨，只知道日本人喜歡喝昆布湯、韓國人喝海帶芽補身體、台灣滷味喜歡滷海帶，感覺是青菜蘿蔔各有所好，今天剛好藉這個機會，好好進一步認識這些營養價值豐富的海姑娘們。

　　日本人熱愛**「昆布」**，但很多人常常將昆布和海帶搞混，事實上它們可以說是大家族中的**堂兄妹關係**，昆布是屬於翅藻科、昆布屬；海帶則是海帶科、海帶屬，都同屬於海帶目，兩者是不同種類及形態的海藻。在購買的時候也會發現昆布價錢比海帶貴一些，因為昆布需要經過風乾和加工程序處理，因此而昂貴。

　　記得某次上日式料理的烹飪課，在上課中老師指導我們如何煮出一番二番的昆布高湯，知道日本人做事龜毛、細節講究，不過那堂課讓我學會對食材的尊重與態度，每一個小細節的累積都會創造出食物的美味。那時候才頓悟，**原來以往煮昆布高湯都是錯誤的**、原來烹煮昆布高湯也有學問的，昆布浸泡前只需稍微擦拭灰塵即可，**不要把白色結晶一起擦掉**，那可不是髒東西或發霉喔，那是昆布的鮮味來源！在煮昆布高湯時，需要像泡乾香菇一樣，先浸泡在水中，也可以跟乾香菇一起泡，這樣浸泡後湯頭的風味會更佳。大約浸泡3-4小時，更講究的可以放置冰箱浸泡一夜。泡好後，開火加熱至快滾時冒**小泡泡**就要立刻關火，然後將昆布和香菇撈起，千萬不要煮到全滾，這樣會導致湯頭變混濁，也就無法煮出日本高級的**昆布一番高湯**了。

　　而營養又健康的**海帶**是很多媽媽們餐桌上常常出現的平價美食，滷、燉、炒，都是它可以料理的方式，每年的端午前後正是海帶收穫的時候，

市面上許多海帶成品都是後續再加工的，比如海帶絲、海帶結、牙籤海帶等。而很多人可能不知道，海帶之所以打結，除了方便夾取外，在烹煮海帶的時候也不容易沾鍋，而海帶會沾鍋的原因是因為它含有**豐富膠質**，在下鍋煮之後表面會出現黏糊糊的一層，放在鍋裡煮起來就容易沾黏在一起，除了影響口感，吃起來也很不方便。所以，除了打成蝴蝶結之外，我們也常在滷味攤上看見的牙籤串海帶，都是一樣的原因喔。

再來，大人跟小孩都愛吃的海苔片跟海苔醬，主要都是**紫菜加工**而成的，紫菜一般生活在距離潮間帶數十米的海底，經過加水、曬乾、加熱加工後，紫菜即可以做成綠色的「海苔」或「海苔醬」了。市面上紫菜多以乾燥的型態販售，我喜歡買乾燥後的紫菜備在家中，當時間緊迫又需要幫孩子們煮營養健康的湯品時，紫菜蛋花湯真的是一道簡易快速又健康的料理，當煮婦犯起**「懶人癌」**時，不妨可以煮這道菜，讓自己休息一下喔！

海帶芽，它是生長於溫帶地區的一年生大型海藻，因為外觀扁平像羽毛狀且在海裡隨著浪潮搖擺，故又稱之為**紫菜裙**。新鮮的海帶芽比較少見，採收時多會把海帶芽葉片切成細長條狀，再曬乾成乾貨或鹽漬販售。乾燥海帶芽保存期限長，使用上也非常方便，海帶芽泡在清水約5-10分鐘就能恢復軟滑口感，它泡水後大約會膨脹10倍的量，跟紫菜很像。而乾燥的紫菜跟海帶芽遇到水氣很容易反潮變質，一旦變質後就不新鮮了，所以應該裝入密封袋排除空氣，並於低溫乾燥處妥善保存，如果保存得當，味道和營養都能留存喔！

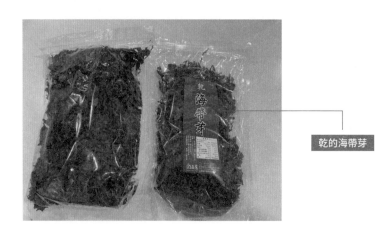

乾的海帶芽

《藻類家族連連看》

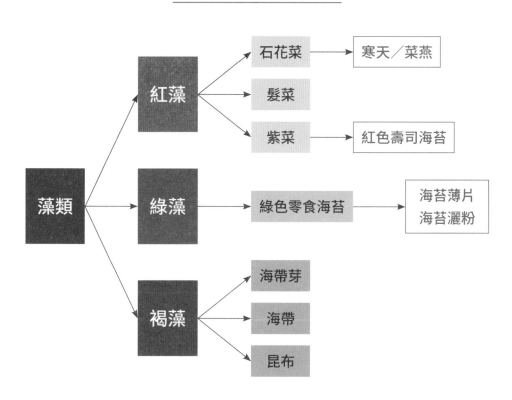

藻類
├─ 紅藻
│   ├─ 石花菜 → 寒天／菜燕
│   ├─ 髮菜
│   └─ 紫菜 → 紅色壽司海苔
├─ 綠藻 → 綠色零食海苔 → 海苔薄片／海苔灑粉
└─ 褐藻
    ├─ 海帶芽
    ├─ 海帶
    └─ 昆布

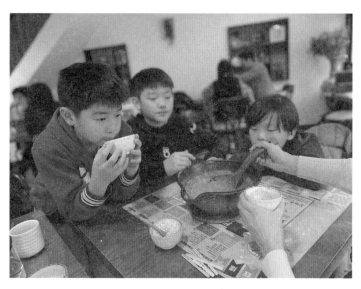

海帶芽豆腐湯

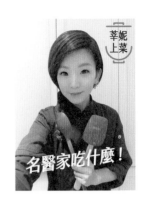

名醫家吃什麼！

食材 & 配料

嫩豆腐	1盒
海帶芽	適量
醬油	
蠔油	
花椒	
蒜頭	2-3顆
蔥	2支

做法

1 將蒜頭切成末、蔥切成蔥花、海帶芽用水泡開洗淨，豆腐切1公分大小備用。

2 在炒鍋倒入少許的油，放入蒜末、花椒炒香。加入適量的開水煮沸。

3 倒入2匙醬油、1匙蠔油、蠔油半匙，燉煮約10分鐘。

4 放入泡好的海帶芽，等煮沸後放入蔥花即可。

菜
後記

海帶真的是廚房裡的好朋友！有時候白天太忙延遲到做晚餐的時間，需要緊急上菜時，海帶芽豆腐湯是一道可以5分鐘內快速上菜的好選擇，不僅營養滿分，小孩也愛喝，如果剛好沒有豆腐，打1顆蛋進去變成海帶蛋花湯，也是好喝的湯品喔！

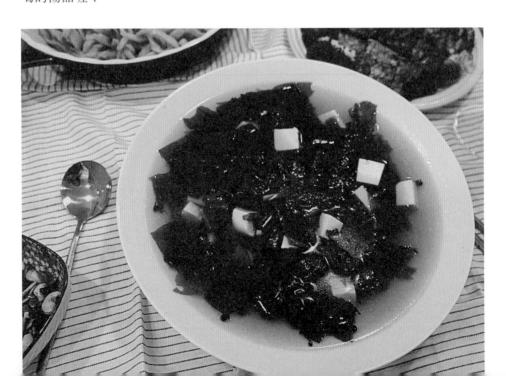

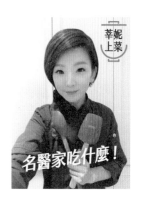

Sydney's Magic Healthy Recipe

海帶芽煎蛋

莘妮上菜

名醫家吃什麼！

食材 & 配料

雞蛋	3 顆
海帶芽	10g
薑末	10g
熟白芝麻	
米酒	1 小匙
糖	1/4 小匙
白胡椒粉	少許
香油	適量

做法

1　海帶芽洗淨泡水後擠乾，切細備用。
2　雞蛋打入大碗中，放入海帶芽、薑末、熟白芝麻及所有調味料拌勻。
3　倒入少量香油均勻塗抹在平底鍋上熱鍋，倒入蛋液以中火蓋鍋蓋煎至定型，定型後翻面。
4　完成後可放置棧板上切片，即可盛盤。

菜後記

大家通常只會把海帶芽拿來煮湯，但是擁有**豐富膠質**的海帶芽，在餐桌上怎麼可以料理得這麼單一呢？這道菜最困難的地方只有在一定要把海帶芽泡軟，其他也沒什麼技術層面，是一道老人、小孩接受度都很高的美味料理喔！

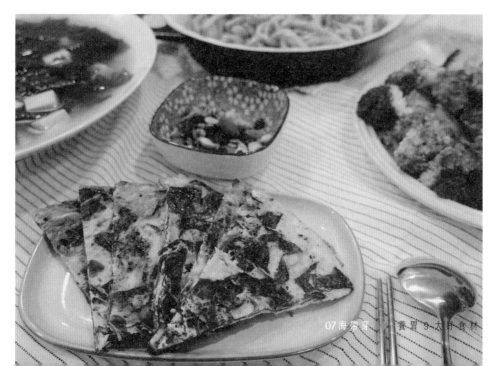

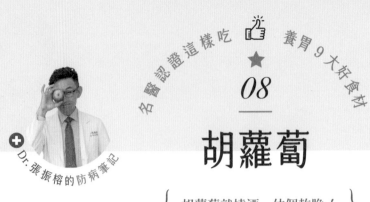

★ 08

胡蘿蔔

{ 胡蘿蔔就燒酒，仗個乾脆！ }

　　胡蘿蔔有豐富的β-胡蘿蔔素，經由肝臟代謝轉換成維生素A，所以β-胡蘿蔔素被視為是**維生素A的前驅物**，因此當β-胡蘿蔔素攝取不足時，可能連帶造成維生素A也不足。大家小時候不知道有沒有常常被長輩在餐桌上唸：「多吃一點胡蘿蔔，眼睛才不會近視！」我奶奶就常這樣跟我說，然後碗盤裡就多了滿滿一盤的胡蘿蔔，但是**我的近視有300度耶**！小時候被診斷有近視的時候，真心懷疑到底是胡蘿蔔吃的不夠多、還是吃胡蘿蔔跟會不會近視根本無關？

　　當維生素A不足時，會影響人體視網膜感光細胞中的視紫質合成，在黑暗中如果沒有足夠的視紫質合成，就無法看見東西，這個症狀我們稱之為**「夜盲症」**。也就是說，若人體缺少維生素A，會有夜盲症的情況出現，但是並沒有說：吃胡蘿蔔眼睛不會近視，永保視力2.0啊！正確說法應該是：「攝取適量的胡蘿蔔對眼睛有益，它可以幫助視紫質的形成來預防夜盲症發生。」終於破除餐桌之謎了！小時候白白被大人半哄半騙吃下一堆胡蘿蔔！後來我發現我老婆也是用同一招對付孩子們，真是有趣！下次我們在餐桌上看到胡蘿蔔料理，不要再挑食了，咱們就來個**「胡蘿蔔就燒酒，仗個乾脆！」**把它吃光光，均衡飲食吧！胡蘿蔔真的是國民最佳平價蔬菜了。

　　胡蘿蔔除了富含豐富的維生素A之外，還含有很高的纖維素及硒元素，且富含蛋白質、脂肪、碳水化合物、維他命B_1、B_2、B_6、維他命C、

胡蘿蔔素等，同時也含有鈣、磷、鐵、鉀、鈉、菸鹼酸及草酸等礦物質。其中維他命A與維他命C，分別為脂溶性維生素與水溶性維生素。脂溶性維生素需要脂肪的幫助才能順利吸收，所以可用油來炒使胡蘿蔔素溶於脂肪；或與肉類一起燉煮，利用肉的脂肪溶解胡蘿蔔素，讓人體容易吸到維生素A。不過胡蘿蔔加熱後，維生素C營養素會流失，所以**生食胡蘿蔔**可以攝取到抗氧化營養素，而常見的**胡蘿蔔汁**，則富含豐富的纖維，可以達到通便的效果，因此生吃或熟食都可以得到它的養份喔。

讓人意外的是，胡蘿蔔中的維生素A還可以參與胃內上皮組織正常生長代謝，對保護傷口、促進粘膜癒合有很好的功效！胃壁粘膜如果沒有保護好，可能導致胃壁萎縮、罹患胃潰瘍，我老婆就常常把高麗菜和胡蘿蔔一起炒，不但好吃又營養，這道菜將維生素A與維生素U兩者結合，對胃體不好的病友很適合，非常建議食用，有改善胃部不適和保養的效果。

不過維生素A的每日建議攝取為500-600微克，坊間盛傳「胡蘿蔔吃太多，會導致維生素A中毒」這不是真的！胡蘿蔔跟南瓜一樣，攝取過量只會導致皮膚變黃，不會有什麼大問題，時間久了身體自然會代謝掉了。而什麼情況下會導致維生素A中毒呢？就是：**長期吃大量動物肝臟、服用高劑量維生素A、魚肝油等**保健食品，這些才是造成維生素A中毒的原因。

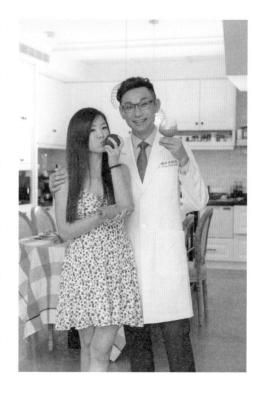

靠保健食品來保養身體雖然是一件很健康的事，但安全劑量的拿捏更重要，需要特別留心和注意，最好能請教醫師、先搞懂使用劑量，因為任何營養都不要攝取過量，有可能會造成反效果，到時候保健不成反而傷身喔！

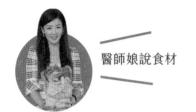

醫師娘說食材

1 胡蘿蔔手工麵條
2 炸胡蘿蔔肉丸子

　　我有一個任職國小的教師朋友，她曾經在課堂上問小朋友：「喜歡吃胡蘿蔔的小朋友請舉手。」等很久都沒有人舉手。她以為是小朋友們沒聽到，又再問了一次，「請問有誰喜歡吃胡蘿蔔？喜歡的請舉手。」還是沒人舉手，真的沒有小朋友喜歡吃胡蘿蔔！她不禁思考，為什小孩子普遍不喜歡胡蘿蔔呢？胡蘿蔔這麼健康！好奇的問了孩子們，大多數都回答：「胡蘿蔔味道很奇怪、不好吃。」

　　我想起自己在家中做飯時，明明上桌的是花椰菜炒胡蘿蔔，但孩子總是把花椰菜吃掉，獨留可憐不討喜的胡蘿蔔，每次都是我把胡蘿蔔吃完，相信有許多媽咪跟我一樣的遭遇，如果沒有，那妳真是太幸運了！

　　胡蘿蔔對眼睛有益又護胃，怎麼可以挑食拿掉或不吃呢？記得小兒子上幼稚園時，早餐偶爾會提供生菜沙拉，裡面有胡蘿蔔條，這明明是很健康的早餐，卻讓小兒子心理有了陰影，弟弟看著眼前的胡蘿蔔，猶如面對生死關頭般，每次都耗盡力氣跟胡蘿蔔、芹菜抗戰！弟弟也沒有像巧虎世界的劇情一樣，突然蛻變成愛吃胡蘿蔔的超級小孩，受到老師的誇獎！胡蘿蔔反而變成他的夢魘。

　　他開始學會迅雷不及掩耳的把胡蘿蔔藏在餐盒中、蓋好蓋子，然後舉手跟老師說：「我吃完了！」老師當然不疑有他的讓他離開去玩遊戲，直到放學回家，我打開餐盒才看到真相！他有時候藏的是一根胡蘿蔔、有時候是被壓扁的饅頭……面對裝著弟弟小秘密的餐盒，我實在很想笑，卻也不忍心舉報他，因為我知道如果他一直不吃完全部的食物，老師就不會准許他去玩。

後來我只有在餐盒的剩菜實在太過誇張時，會抓他來唸幾句，我希望他能開心上學，如果早餐的胡蘿蔔讓他害怕，那就跳過吧，我選擇放過他也放過自己！遇上孩子挑食時，其實有其他方式可以解套的，料理時我們可以把不受歡迎的健康食材偷偷隱藏起來，例如做成胡蘿蔔麵條、胡蘿蔔麵包等，用其他方式讓他們乖乖吃下營養食物，而現在弟弟已經頭好壯壯的長大了，這一段**藏早餐**的小趣事，我始終沒有揭穿他，就當成是我們母子倆心照不宣的小秘密吧！

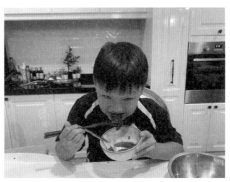

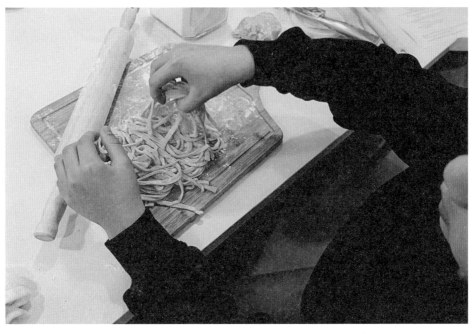

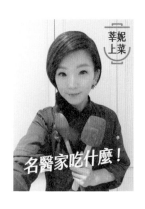

Sydney's Magic Healthy Recipe

胡蘿蔔手工麵條

名醫家吃什麼！

食材＆配料

中筋麵粉	300g
胡蘿蔔泥	170g
鹽	1/4茶匙

做法

1 胡蘿蔔先蒸熟，趁熱壓成泥狀，然後把胡蘿蔔泥、中筋麵粉、鹽全部放在一起，揉成麵團狀。

2 將麵團手揉5分鐘，可用攪拌機取代。

3 麵團蓋上濕布，置於室溫40分鐘，讓麵團鬆弛。

4 把麵團取出，桿成一片大大的薄片，然後在上面撒一些麵粉防止沾黏。桿好的麵皮薄片約0.2cm寬度對折起來，切成麵條（寬度依個人喜好）。

5 麵條切好後要馬上用手撥散開，並撒上一些麵粉，才不會全部黏在一起。

6 取一湯鍋注入清水、撒入少許鹽巴，待水滾後將麵條放入，煮熟後即可撈起。

 菜後記 胡蘿蔔很少成為餐桌上的主角，這道胡蘿蔔手工麵條Q彈有勁，而且可以跟孩子們一起做麵條，不只擁有了親子時光，又可以享用到自己手工沒添加任何色素麵條，大家不妨可以做看看唷！

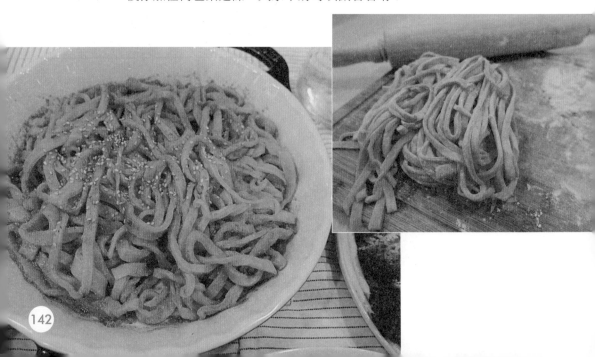

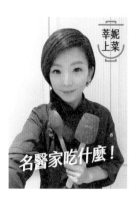

炸胡蘿蔔肉丸子

食材＆配料

胡蘿蔔	1/3 根
前腿豬絞肉	500g
乾香菇	2 朵
雞蛋	1 顆
薑末	少許
蒜末	少許
鹽	少許
醬油	少許
蠔油	1 湯匙
胡椒粉	適量
麵粉	1 大匙
蔥	2 支

做法

1. 乾香菇提前浸泡過。
2. 把香菇和胡蘿蔔清洗乾淨後切碎，裝入碗中備用。
3. 把前腿豬絞肉和切碎的香菇、胡蘿蔔裝入碗中，開始調味：放入少許鹽巴、醬油、蠔油、撒點胡椒粉、倒入麵粉、1 顆雞蛋、薑末、蒜末，攪拌均勻。
4. 把拌好的肉餡，揉成一個個的丸子，起油鍋，將肉丸子炸 8-10 分鐘（視丸子大小來調整炸肉丸時間）。

菜後記 這道絕對秒殺的炸胡蘿蔔肉丸子，根本不需要跟孩子們勸說胡蘿蔔的好處，一上桌他們兄弟倆就會開始數總共有幾顆，然後分配爸爸可以吃幾顆、媽媽可以吃幾顆，誰都不能多吃，遇到除不盡的時候，就是兄弟倆開始爭吵的時候了！

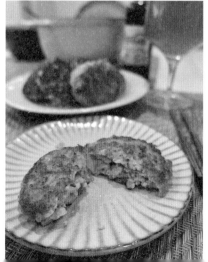

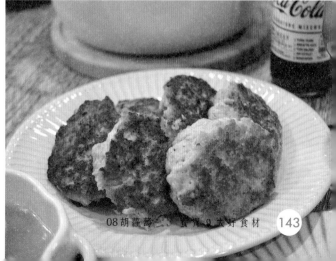

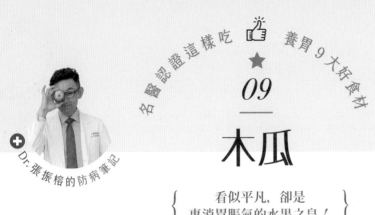

★ 09

木瓜

{ 看似平凡，卻是
專消胃脹氣的水果之皇！ }

　　門診時常常遇到吃什麼都脹氣的病人，你們知道吃什麼水果可以讓我們去除脹氣嗎？答案竟然是讓人意想不到的「**木瓜**」！是的，這是一個平凡到會被遺忘的水果，卻是去除脹氣的好朋友！大部分病友對於木瓜能解脹氣都感到驚訝，爲什麼木瓜具有如此特別的功能呢？最主要是因爲木瓜含有「**木瓜酵素**」，可以幫助蛋白質分解成小分子，讓分解後的食物容易被人體吸收，所以有消化不良問題的人、或吃肉就覺得胃脹的人，可以嘗試餐後吃些木瓜，就不容易感到胃脹氣喔。

　　每年7至11月是木瓜的盛產季節，曾經有一位消化不良、排便不順的病友，我建議她每天飯後吃木瓜來改善症狀，當時是木瓜盛產季節，又便宜又好吃，她也很配合的每天都買來當飯後水果吃，1個月後回診，她說她的脹氣眞的改善了很多，原本都需要靠藥物治療的，現在變成回門診拿常備藥，防範身體突然不適而已，讓她很不敢置信。

　　木瓜除了可以改善脹氣、促進腸蠕動之外，擁有「**水果之皇**」美譽的它竟然還含有多種助消化的酵素，並且富含17種以上的蛋白質及胺基酸、茄紅素、含有豐富的維生素A、B、C、E、K、鈣、磷、鐵、鉀、β-胡蘿蔔素等營養價值，還具有抗氧化的作用！台產的木瓜香甜可口，價格也非常親民，讓我每次經過果汁吧的時候，都喜歡點上一杯木瓜牛奶，香純的牛奶加上營養的木瓜，冰冰涼涼的喝下去，只能給100分啦，眞不愧是「水果之皇」。

每100g的木瓜，熱量39卡，GI值也只有30，是標準的低GI好水果，減重的朋友也可以將它列入菜盤中。不過，木瓜雖然好處多多，但食用上還是有些地方要小心：木瓜跟胡蘿蔔、南瓜一樣，吃太多皮膚容易變黃！這是因為β-胡蘿蔔素太多，滯留在身體裡面一時無法代謝的緣故，幸好只要停吃大約半個月之後，皮膚中的色素就會被慢慢代謝掉，顏色就會退掉了，所以建議一天的量不超半個木瓜，大約500g左右。

　　還有一點，木瓜含有豐富的鉀，是高鉀水果之一，心臟病跟腎臟病患者、以及必須採取低鉀飲食的人，應該要諮詢醫師，清楚的了解後，在健康安全的範圍內攝取。

木瓜牛奶

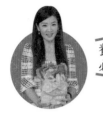

養顏又美容的
必備食材！

1 紅木瓜鮮奶燉雪耳
2 青木瓜燉排骨

　　廣東人除了愛煲湯，他們也很愛燉甜品。曾經到香港旅遊時，會在甜品的選項中看到木瓜的身影，讓人不免覺得奇怪，這麼多水果中，為什麼偏偏是拿木瓜來燉奶？為什麼不能是其他的水果呢？原來是很多水果會因為在加熱過程中被破壞了營養，但木瓜的類胡蘿蔔素含量較高，在加熱過程中也不會被破壞，所以木瓜不管是直接吃，或跟廣東人一樣想要養顏美容時拿來燉煮，都是很棒的食材。

　　曾經看過一部關於棒球的日本電影，內容講述棒球教練為了鼓勵年輕球員奮戰不懈，因此帶著學生們來到木瓜園，指著木瓜樹根部的鐵釘說：「木瓜樹因為受到鐵釘的侵害，激發了生存的危機感，就會拚命結果實，進而長出又大又美的木瓜來！……」當時看完這部電影，心中除了滿滿的感動之外，沒想到日本農民為了結出好瓜，還有這樣的創意。

　　而在台灣，果農會以木條、繩子、鐵線為工具，拉倒、扭倒木瓜，讓木瓜樹橫著長，降低木瓜結果的高度。不管扭倒或砍倒木瓜，用意都是讓木瓜「矮化」，一來讓木瓜方便採收，再來是降低颱風來時木瓜被風雨打落的影響。真是辛苦這些果農了，有賴他們想盡辦法照護，才讓我們有香甜的木瓜可以享用。

　　營養豐富的木瓜，有**青木瓜跟熟成的木瓜**兩種。青木瓜就是還未成熟、大約在3個月大的時候採收，果皮仍呈青綠色的木瓜。處理青木瓜的時候要小心，削皮時青木瓜會滲出白色的乳汁，裡面含有大量的**植物鹼酵素**，很容易讓人體產生過敏反應，我們可以直接於水龍頭下邊沖洗邊削皮，讓水流沖淡乳汁，降低碰觸的機率，或更有效隔絕的方式是戴手套後再削皮，這樣一來就可以完全防止手碰觸到黏液。

　　青木瓜最常見被用來涼拌跟燉湯，其實切成細絲後加蒜頭熱炒，也非常可口好吃；而**都市傳說中能豐胸養顏的青木瓜排骨湯**，應該很多女生都聽過或吃過，先不管是否能夠豐胸養顏，光是青木瓜的白色乳汁就含有膠質及纖維質，纖維質有助排便，對胃腸吸收也有幫助，而且不怕被加熱後破壞營養素，絕對是營養滿分又可以分解脂肪、滋補養身的好東西啊。

紅木瓜鮮奶燉雪耳

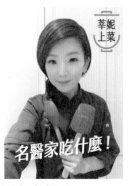

名醫家吃什麼！

食材 & 配料

木瓜	180g
冰糖	50g
白木耳	酌量
鮮奶	1杯半
薑片	少許

做法

1 先把木耳用清水浸泡，木耳發大後切去底部硬塊，並切細朵，放入滾水內加入薑片，撈起瀝乾水份備用。

2 鮮奶取出放至室溫備用。

3 紅木瓜去籽去皮、切粗塊，與木耳放進鮮奶中、加入冰糖。

4 放入滾水中，隔水燉45分鐘即可。

5 如果不喜歡鮮奶，可以換成白開水燉，就成為傳統的甜品「冰糖雪耳木瓜飲」了！

菜後記

這道甜品潤肺養胃，女孩子月事結束後燉來喝，也是一道非常溫和的養生補品，很推薦大家試看看喔！

泡發後的白木耳

冰糖雪耳木瓜飲（沒有鮮奶）

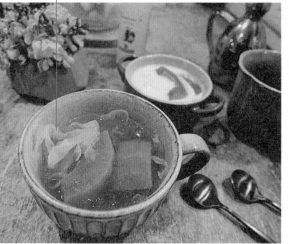

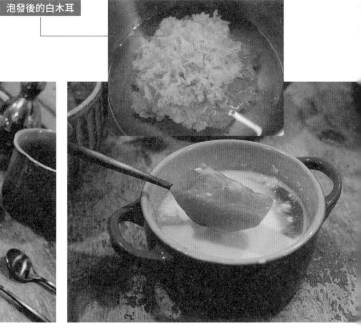

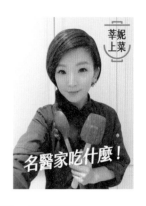

莘妮
上菜

Sydney's Magic Healthy Recipe

青木瓜燉排骨

名醫家吃什麼！

食材＆配料

青木瓜	1個
豬排骨	1付
紅棗	1把
枸杞	適量
水	3200cc
生薑	3片

做法

1 戴手套將青木瓜洗淨、去皮去籽、切塊備用。
2 生薑切片、紅棗及枸杞洗淨備用。
3 取湯鍋加水,將豬排骨冷水跑活水去除血水。
（**跑活水**:可使肉品中的血水等雜質慢慢釋出,達到去除腥味的效果,若等水沸騰後再把肉用熱水汆燙,不但會將肉類表面蛋白質瞬間凝固,血水也不易滲出,無法去除肉類腥味。)
4 將煮沸後的排骨汙水倒掉、排骨洗乾淨備用。
5 重新取湯鍋加水,將排骨、青木瓜、生薑一起燉煮滾後,關小火燜煮約40-50分鐘。
6 時間到了再放入紅棗,開小火繼續燜煮約10-15分鐘,煮好後再加入枸杞煮2分鐘,加入鹽巴、白胡椒粉調味,即完成。

菜後記 「青木瓜」比熟木瓜含有更豐富的酵素,具備抗氧化功能,這道湯品不僅可以養顏美容,低GI的青木瓜還能豐胸、瘦身、減脂,不管任何年齡層都可以燉來喝喔!

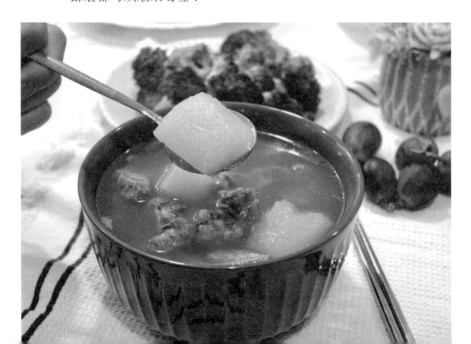

殺菌保胃戰！

VOL.4 {「胃神」教你這樣吃、這樣養，養出好胃就有好底子！ }

★ 1. 幽門螺旋桿菌會造成頑固型口臭。

★ 2. 挑選益生菌要注意，益生菌抵達腸道時必須是活的，不會被胃酸殺死。

★ 3. 很多人不知道潰瘍是細菌感染引起的。

★ 4. 喝酒易臉紅的人，小心是食道癌的高危險群！

★ 5. 這個病害我們身體處於「沒有肝臟」的狀態，嚴重還會腦損傷。

★ 6. 有超過1個月以上不明原因的貧血、黑便、上腹持續疼痛、體重下降，這些都是胃癌早期比較嚴重的警訊。

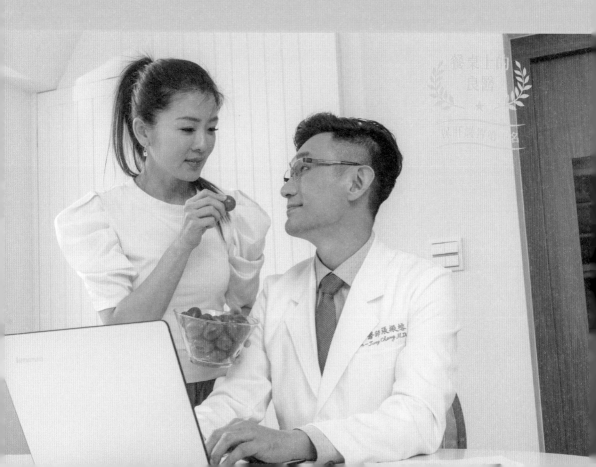

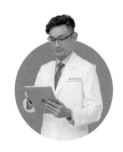

＋ 腸胃名醫的行動診間

都是 "胃" 了你！

　　我在高中、大學的時候，時常會感到胸口有種說不出的悶痛感，喉嚨也常卡卡的！這種情形陪伴我很久了，當時我選擇忽略，一直到考上長庚醫學院，讀了醫科之後才了解到，原來我這些症狀是胃食道逆流的特徵，俗稱「火燒心」。大家都知道讀醫科會面臨選科別的問題，選科這件大事在我心中跟選老婆一樣重要！我知道自己一向都很**手笨**，拿筷子掉筷子、拿鑰匙掉鑰匙、抱小孩掉小孩(開玩笑的)！這樣拙笨的雙手，禁不起在開刀房鬧出人命關天的大事啊！所以，外科這條路我很快就死心了。

　　想了想，在人體的構造中，如果把心臟比喻成電源，那胃就是我們身體的**引擎**了，**肝膽腸胃即是所謂的五臟六腑**，管轄人體的範圍其實挺大的，而剛好我的胃又不好，如果選腸胃科，剛好可以醫治自己多年的胃食道逆流，豈不方便？因此當下就決定日後要成為一位胃腸肝膽專科醫師了。

　　「胃腸肝膽科」是專門診治**消化系統疾病**的科別。民以食為天，天天都需要進食的我們，消化系統是人體獲取食物能量的器官，舉凡食道、胃、小腸、大腸、肝臟、膽囊、胰臟和脾臟等，這些器官分工合作使人們可以快樂地品嚐美食，食物的營養成份也能有效地被身體所利用、吸收，所以一旦出了問題，我們最好及早就醫診治。

　　我相信，人的一生中多少一定會遇到腸胃的問題，前面我們已經提到許多可以保胃、養胃的食材，接下來要分享在門診看病時最常出現的胃部疾病、身體症狀，以及調養的料理，希望書中提到的疾病和保養知識，讓大家不用到診間問診才能找到答案，在家裡就能先排除一些疑慮，確實守護好家人和自己的健康！

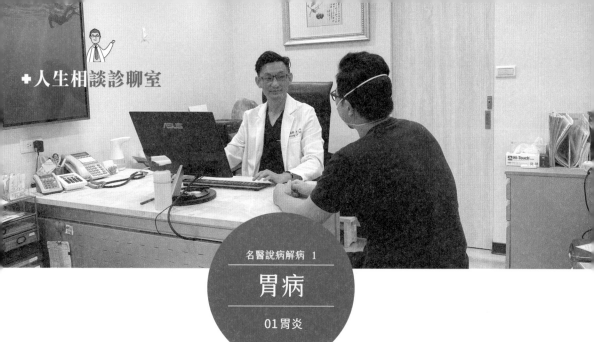

名醫說病解病 1

胃病

01胃炎

　　隨著飲食越來越豐盛精緻，大家在享受大口吃肉、大口喝酒時，卻不知道是你的腸胃在默默承受放縱享樂的後果，**胃部不適**是消化系統生病的主因，如果長期忽略胃部不適發出的警告，身體是會產生病徵的。

　　門診常見病友求診時說他上腹疼痛，時常嘔酸水、打嗝、腹脹等症狀，我通常會先開一些口服藥，如果口服藥可以改善不適的症狀，那就回家觀察即可；如果口服藥仍無法改善症狀，我會建議進一步的胃鏡檢查，**超音波是無法透視胃的內部構造的，唯有胃鏡才可以**。胃炎分為：**急性胃炎跟慢性胃炎**，我們先來了解慢性胃炎。引起慢性胃炎的原因有：幽門螺旋桿菌、病毒性、細菌性、免疫因素、精神性等。在照胃鏡時，透過內視鏡可以看到胃黏膜呈現**發炎**、**糜爛狀**、有許多**紅色斑點**，有些嚴重的還會出現**出血點**。

　　長期困擾我的胃食道逆流，在幾年前有請學長幫忙照過胃鏡。當時在胃鏡報告和相片上，我的胃因為長期以來胃酸過多而導致胃壁糜爛、發炎，有好長一段時間我都開藥給自己服用，也讓我很能感同身受病友們的痛苦。像我這樣的病人，其實在門診有很多，有部分的病友很幸運的只有輕微的慢性胃炎症狀。要治療慢性胃炎，及時投藥治療、遵守飲食衛教，發炎症狀就會隨著治療而改善。

急性胃炎與慢性胃炎的差別在於：**急性胃炎**通常是因爲胃部短時間內因爲食物不潔、或藥物的原因**導致的短期發炎症狀**，引起原因有：食物不乾淨、不良習慣，例如抽菸、喝酒，以及使用藥物，例如類固醇等。症狀會出現上腹疼痛、噁心、嘔吐、有時合併腹瀉、發燒、虛弱無力等。急性胃炎如果能夠接受適當的飲食及藥物治療，通常3、4天後胃黏膜都能再生而完全痊癒。

　　記得好多年前我還在台北榮總工作的時候，某個下班的夜晚約老婆到公館散步走走，到了晚餐時刻，我們隨意走到某家連鎖牛排餐館用餐，各自跟服務生選好自己喜歡的肉類和熟度，等待一些時間後，大家的餐點陸陸續續都上桌了，當我看到自己點的牛排的時候，嚇了好大一跳，我問服務生：「請問這是幾分熟？」服務生說：「先生，這是您點的三分熟！」我當下心中滿是問號，爲什麼三分熟的牛排看起來整塊都是生的？但是很快地閃過2個說服自己的理由：1.牛排不是可以生吃嗎？2.肚子實在太餓了，如果被端進去，肯定又要等很久。就這樣，我一樣很優雅地把那塊幾乎是全生的牛排吃下肚了。

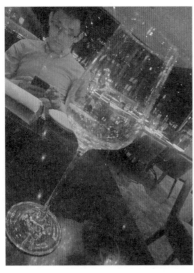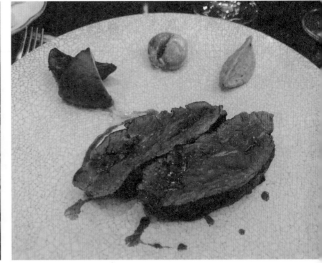

・非當時的牛排圖

到底是誰說牛排可以生吃的？我真是太大意了！餐後不到幾小時，我開始感覺到不對勁，肚子悶悶脹脹的，又有嚴重的噁心感、且肚子拉個不停，合併發燒、畏寒。我心裡知道，應該是吃了那塊不乾淨的牛排導致急性腸胃炎了！那次住院約莫住了3、4天，而且住院期間又是禁食、又是打點滴、打抗生素……真的是自找罪受！**急性腸胃炎嚴重到去住院！**身為腸胃科醫師還犯這種錯，傳出去豈不是太好笑了。

　　當我們急性胃炎時，最好可以禁食6～8小時，使胃能足夠的休息，可喝少量的水以防止口渴，待病情好轉後，要特別注意飲食衛生，逐漸以少量多餐的方式進食**流質狀**食物，然後再慢慢增加食物的量和選擇範圍。而慢性胃炎的飲食注意應該食用清淡、溫和的飲食，也是以少量多餐方式進食，盡量不要吃太酸、太辣、難消化、刺激性的食物，最重要的是，切勿囫圇吞棗，吃飯時應該要細嚼慢嚥，進餐時要放鬆，保持心情愉快。

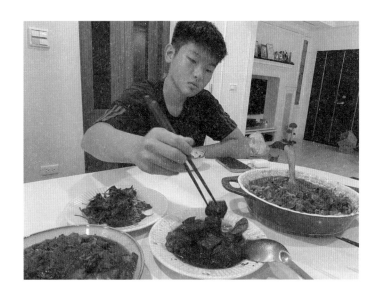

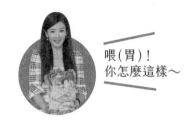

喂(胃)！
你怎麼這樣～

1 胡蘿蔔山藥養胃粥
2 白胡椒豬肚雞湯

從小我的胃就不好！小學時因爲胃痛病假請了不少，那時候媽媽只要看到我手摀著肚子、腰挺不直，就會問我是不是又胃痛了？當時真的很不解，爲什麼我老是胃痛？爲什麼別人都不會呢？媽媽爲了養我的胃，到處打聽能調養的中藥，狀況很嚴重就帶我去醫院掛號，所以兒時回憶裡，都是我哭著看爸爸拿雞毛毯子追我、逼我把苦得要死的藥吞下去！如果我不肯，爸爸就會想盡辦法灌我藥水。他每次都氣到無法理解，不過就是一杯不到10cc的藥水，有什麼好怕的？但我就是怕啊！現在回想起來還是覺得很恐怖！

也因爲胃不好的關係，小時候總有喝不完的補湯！永遠在晚餐結束後有一杯黑色的藥水等著我，說真的那時候，已經不是好不好喝的問題了，變成是一種排斥！後來我還練就一手偷偷倒藥的好功夫，不過之後也被我那老謀深算的媽媽給破解，光是我在飯廳拿起碗往廚房走去的腳步聲，她就猜到我要幹嘛了，結果就這樣不知道喝了多少補湯，直到讀國中之後才不再胃痛，爸媽總是很得意地說，我的身體是他們補回來的！

現在跟張醫師有了自己的肝膽腸胃科診所，遇到腸胃不好的病友給予他們飲食衛教時，我才突然明白了一件事：爲什麼我小時候會長期被胃痛困擾？我想起自己很喜歡吃校門口一位阿姨賣的飯糰，以及書局旁邊的粉漿蛋餅。因爲太喜歡了，我的早餐天天都是這兩家輪流吃來吃去，現在有了專業知識，回頭看當年這個飲食餐盤，根本是不合格的啊！首先，飯糰是糯米做的，糯米QQ的口感實在很好吃，但是糯米很難消化，對於胃不夠好的人，糯米根本是大地雷！小時候不懂糯米不好消化，更不懂一早吃飯糰會讓自己的胃負擔很大，這應該就是害我胃常常脹痛的元凶！

至於另一個超愛的粉漿蛋餅，其實到現在仍是我愛吃的食物，所以偶爾也會做給孩子們吃。而它之所以會造成胃不舒服的原因，應該跟它是由各種澱粉組成的有關：地瓜粉、太白粉、麵粉，加上用很多油去煎。這些食物容易造成胃食道逆流，小時候不懂得吃、不曉得挑選不傷胃的食物，才會老是胃痛，現在我知道如何選擇食物、胃不好的飲食禁忌也信手捻來，俗話說：「三分治，七分養。」所以有正確的飲食知識真的很重要耶！

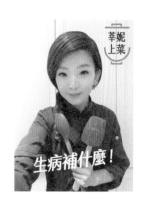

Sydney's Magic Healthy Recipe

胡蘿蔔山藥養胃粥

✧✧✧✧✧✧✧✧✧✧✧✧✧✧✧✧

食材＆配料

白米	250g
山藥	1節
胡蘿蔔	半根
香菇	8朵
湯排骨	500g
干貝	10粒
鹽	少許
生薑	3片
蔥	1支

做法

1 將白米在水中浸泡，然後起一個鍋子倒入冷水，將湯排骨**跑活水**，待水滾後將水倒掉，湯排骨洗乾淨備用。

2 取一湯鍋，將湯排骨放入鍋中，加入3片薑、適量的水，熬煮30-40分鐘。

3 香菇提前浸泡，切成小塊備用；山藥和胡蘿蔔去皮後切成丁備用，干貝放到清水中浸泡半小時備用。

4 40分鐘後將湯排骨撈出，剩下高湯後，倒入250g的白米、山藥、胡蘿蔔、香菇、干貝，待燒滾後，小火燉煮至食材軟爛即可。

5 撒入少許的蔥花，再加入適量的鹽巴調味，即可完成。

菜後記

在急性胃炎的復原期，也是會肚子餓的，如果不想只啃白吐司、白麵條，用天然的食材來養胃，真的是再適合不過了。

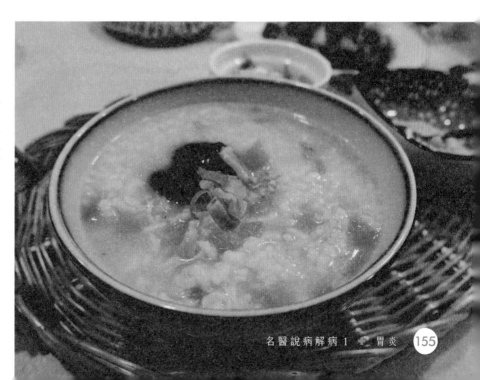

Sydney's Magic Healthy Recipe

白胡椒豬肚雞湯

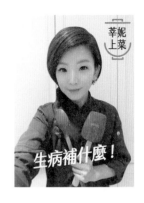

◇◇◇◇◇◇◇◇◇◇◇◇

食材＆配料

豬肚	1個（約550g）
雞腿	2隻
薑	1大塊
胡蘿蔔	1條
山藥	半條
紅棗	6顆
枸杞	1湯匙
白胡椒粒	3-4個
黃耆（增加免疫力）	3g
當歸（補氣活血）	3g
黨參（補氣）	10g
壓力鍋	

做法

1 將豬肚洗淨，取一鍋冷水，放入薑片、蔥、豬肚，去豬肚腥味。

2 雞腿切塊洗淨備用，取一鍋冷水，放入雞腿**跑活水**，讓雞腿去除污血。

3 乾鍋炒香白胡椒粒，將胡椒粒磨粉備用。

4 豬肚切成適口大小，胡蘿蔔、山藥切塊備用，取出壓力鍋將所有食材放入，倒入清水淹過食材。

5 開大火待壓力鍋卸壓閥上升後，改轉小火繼續燜煮10-15分鐘，15分鐘後熄火洩氣閥，打開壓力鍋鍋蓋。

6 再開大火將湯滾一次，加上枸杞與紅棗，再轉至小火燉煮，然後依個人口味適當撒點鹽巴與磨碎的胡椒粉調味即可。

7 若希望湯品呈現乳白色狀，可在第6步驟時，加入少許牛奶，湯品就會呈現漂亮的乳白色了。

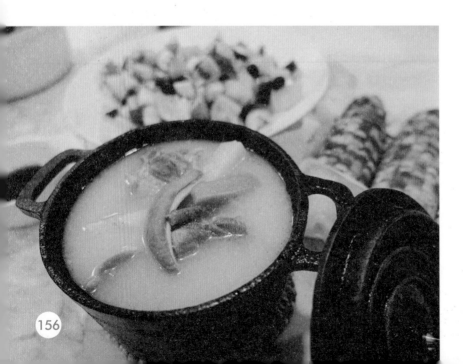

菜後記

在中醫溫補菜單裡，豬肚以形補形有養胃的功效，我們可以在湯品中加入山藥、南瓜或蓮藕等，即成一道溫和養身又暖胃的湯品了。

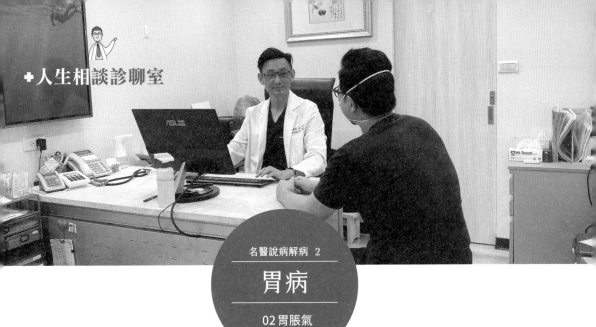

名醫說病解病 2

胃病

02 胃脹氣

　　業務繁忙加上生活步調緊湊，上班族常不自覺壓縮用餐時間來趕工作，於是忍耐胃脹氣成了餐後例行公事之一。多數人會將胃脹氣歸咎於體質容易消化不良、腸胃虛弱，事實上，除了胃食道逆流、消化道潰瘍等疾病引起的胃脹氣，絕大多數都是來自當事人**不良的飲食習慣！**

　　我們每個看似單純的吞嚥動作，其實都會嚥下許多空氣進去，舉例來說，當我們飲用100cc的水，同時間也會**喝進約180cc的空氣**，不論你是否有意識到這件事，它都會發生！因此用餐速度越快，攝入的空氣就越多，如果你的工作類型又是需要長時間久坐，空氣堆積在腸胃道就成了脹氣！

　　空氣進入體內的管道，不單來自進食，腸胃道在消化食物時也會產生氣體，其中有些食物屬於特別容易產氣的類型，應該避免攝取過量，常見的有：蘆筍、蔥、韭菜、牛奶、芒果、蘋果、冰淇淋、高麗菜、白花椰菜等，我們在進食時可以把握幾個大原則，如果脹氣非常嚴重時，可以**「避免洋蔥及大蒜入菜」**、限制**「豆類攝取量」**及**「麵包和餅乾等小麥製品的攝取」**等，然而每個人腸道的細菌組合不盡相同，實際做法仍需視個人情況而定，我們可以在吃完每一道料理後，標註吃完後感到不舒服的食物，在經驗中找出令自己腸道失常的特定食材，達到預防的目的。

除了盡量排除容易產氣的特定食材之外，還有一個小撇步就是：「**吃慢一點就有效！**」我常建議病友放慢吃飯速度，平日用餐時間至少20分鐘以上比較好。另外，我們還可以在日常保健時選擇**口服益生菌**，可以減緩腹部脹氣的不適。目前大量數據都指出**比菲德氏菌**能有效明顯地幫助腸道健康，你們可以在添購益生菌時，選擇有含**比菲德氏菌菌種**的產品。

還有一個最重要的防脹氣保健方法就是「**運動**」。適度的運動可以幫助腸道蠕動、消化，我特別推薦**快走**，強度不高，又能適度刺激腸胃道蠕動；另一方面，平日也可透過「**腹部按摩**」來幫助消化，用小拳頭繞著肚臍眼，從右下開始順著腸道運行方向，依順時鐘按壓，做法相當簡易。

縱使你的胃脹氣只是短暫不舒服，但是當它頻繁出現時，代表腸胃道已經發出消化不良的警訊，與其選擇餐後忍一時，不如透過吃得正確、運動保健，來減輕消化系統的負擔，由內而外雙管齊下，讓胃脹氣不再困擾你！

生活中容易產氣的食物	
主食類	馬鈴薯、地瓜、玉米、芋頭、麵食類、麵包、糯米類
豆奶類	豆漿、紅豆、綠豆、豆干、豆腐、大豆、牛奶、起司
水果類	蘋果、西瓜、芒果
蔬菜類	韭菜、蒜、洋蔥、花椰菜、蘆筍、包心菜
飲料類	碳酸飲料(各種汽水)、乳酸飲料、拿鐵
其他	油炸品、口香糖

脹氣、
打嗝、放屁

1 鳳梨奇異果優格
2 益生菌

　　有時候吃不對食物導致脹氣眞的很難受！但每個人體質不同，對於食物會不會產生脹氣的情況也不相同。像我跟我姊姊，她很喜歡吃韭菜盒子，每次吃完一個又一個，腸胃都沒有什麼反應，而我只不過是吃一、二口，就會被腹部脹氣折磨許久。

　　從張醫師文中知道，肚子中的氣體主要「透過嘴巴吸入」以及「腸道自然產生」。所以我們在吃東西的時候，不要邊吃邊說話，導致許多氣體伴隨著食物一起「吃」下去，引發胃脹氣！還有，在飲食的選擇上，我們可以從食物中挑選不容易產生氣體的食物。有些食物在進入人體與胃酸反應過後，會形成大量的氣體，這類食物有很多，比如**豆芽、洋蔥、花椰菜**都屬于這一類。因此對於這類食物應該適量食用，尤其是那些腸胃功能比較差、容易出現胃脹體質的人，更應該減少這類食物的攝取量，可以多吃**優格、木瓜、奇異果、鳳梨**，這些都是幫助體內腸子蠕動的好幫手，尤其是優格，還可以增加腸道內的益生菌，在選購上最好挑無糖的，才不會增加腸胃負擔喔！

　　脹氣、打嗝、放屁，簡單來說就是氣體在作怪，偶爾吃太多，酒足飯飽打幾個飽嗝沒什麼，但如果一直打嗝或嗝氣，情況可能就不單純。若頻頻打嗝、嗝氣，要擔心是不是消化道出了問題？例如：幽門桿菌感染、胃發炎或潰瘍等。當食物繼續往下走之後，經過消化道進入小腸、大腸，在身體裡的腸道內產生氣體排出，就是放屁了！很多人在外怕不好意思，時常會忍著屁不放，這其實非常傷身體的，因爲放屁是人體自然的生理反應，如果好幾天完全沒有放屁，且肚子越來越脹，那就要當心，有可能是腸道阻塞了！但「屁太多」也有可能是重大腸道疾病的症狀之一，部分大腸癌的患者會出現又臭又長的**「連環屁」**，如果屁多且伴隨有血便的情形時，應該要再一步就醫檢查。

鳳梨奇異果優格

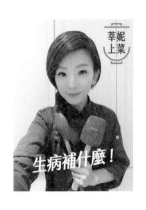

生病補什麼！

食材 & 配料

無糖優格
奇異果
鳳梨
蜂蜜

做法

1　將奇異果、鳳梨削皮，切丁備用（量依照個人喜愛）。
2　在無糖優格上放入奇異果、鳳梨丁，淋上蜂蜜卽完成。

菜後記

這道便秘救星、避免腹部脹氣的鳳梨奇異果優格，做法非常的簡單，怕酸的朋友可以在選擇奇異果時挑選黃金奇異果，黃金的比較甜一些，而優格搭配鳳梨和奇異果，營養價值非常高，是很棒的點心喔！

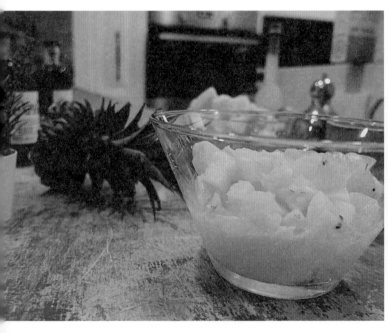

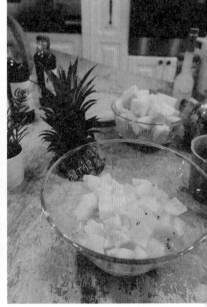

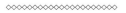

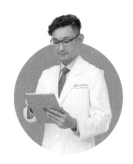

Sydney's Magic Healthy Recipe

益生菌

~~~~~~~~~~~~

　　我們的肚子裡有超過百兆的腸道菌！可以說與我們共生的細菌中，有很大一部分活是在腸道裡，而腸道好菌與壞菌的平衡對我們的健康影響很大，在門診中常遇到病友諮詢如何挑選、購買益生菌，下面我會用表格盡量簡化，讓大家在購買時可以更清楚如何挑選。而如果希望服用益生菌能有效發揮作用，必須注意以下3點：

1 益生菌抵達腸道時，必須是活的，不會被胃酸殺死。

2 食用的總菌數建議在50-100億株，因為太少效果無法顯現，而數量過多，菌株又會互相競爭而減效。

3 菌株需成功定殖於腸道黏膜，並有良好生長環境使其持續複製繁殖。

A. 挑選3件事，菌種組合要注意	
1 獲得國家認證	產品的健康功效獲得國家認證，各家品牌所用的包覆技術，要能確保益生菌到達腸道時仍是活的，不會被胃酸殺死。
2 菌量適當	腸道裡能定殖的益生菌含量有限，食用的總菌數建議50-100億株。
3 菌種組合以5-6種為佳	如果種類太複雜，容易因個別菌種數量不足，降低好菌在腸道的存活率，反而稀釋了它的功效。
Tips.腸道菌相改變需要時間，隨個人體質不同，時間可能有異，建議持續服用3-6個月，並觀察其效果。	

B. 市面常見 5 種益生菌	
輔助改善 過敏症狀	1 P菌（副凱氏乳酸桿菌）（Lactobacillus paracasei） 2 GG菌（鼠李糖乳桿菌）（Lactobacillus rhamnosus GG）
協助調整 腸道功能	1 嗜乳酸桿菌（Lactobacillus acidophilus） 2 比菲德氏菌（Bifidobacterium species） 　也稱雙歧桿菌 3 凱氏乳酸菌（Lactobacillus casei）

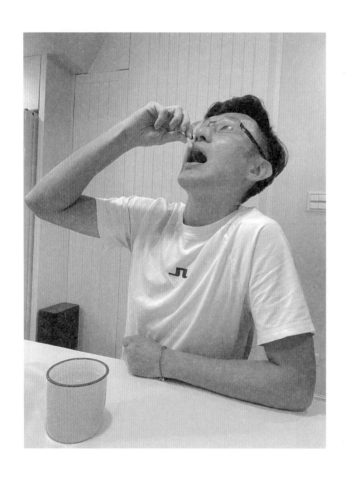

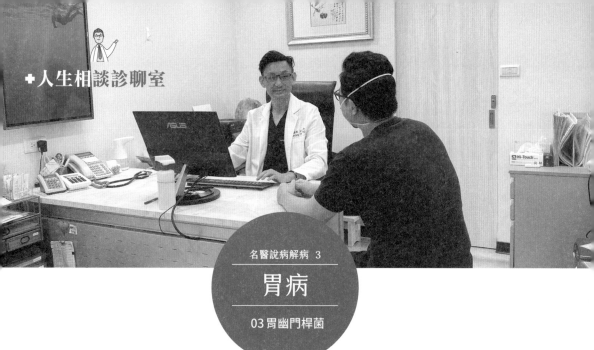

名醫說病解病 3

胃病

03 胃幽門桿菌

　　我有一位病友，在我6年前剛在新店開業的時候就來診所求診，當時第一間診所空間小、病人少，一日看病的量最多只有15-20人。老實說，那時候病人少，看診很仔細，但反而常被病友質疑看病過程太冗長(苦笑)，不過最後結果都證明我花那麼多時間是有必要的、是正確的。

　　這位病友帶念大學的兒子來求診，看診過程中，她兒子說他反覆脹氣、胃食道逆流、打嗝，於是我建議幫她兒子抽血檢驗幽門桿菌。門診的幾天後他們母子一起回來看報告，結果抽血報告不意外的，幽門桿菌是**「陽性」**，我讓他做口服藥治療，先拿14天的抗生素藥物殺菌治療，同時建議媽媽順便抽血檢驗，因為他們同住在同一個屋簷下，食用的食物源頭是一樣的，媽媽雖然沒有症狀但還是有機會感染，所以我多花了一些時間跟媽媽衛教。媽媽聽了我的建議，很不服氣，一路從診間碎念到櫃台，她說：「我是無敵鐵胃，從年輕到現在，不管吃什麼東西，腸胃從來沒有不舒服過，哪需要檢查什麼！」

　　後來念歸念，她還是乖乖地抽血檢驗，我心想，如果是陰性當然很好，但她從此應該會覺得我這個小鎮醫生很兩光吧！結果，檢驗出來她的幽門桿菌報告也是陽性的！她非常驚訝，自己明明沒什麼症狀，但也對我的醫療專業不得不服氣。在之後的對談，態度變得很不一樣了，她以尊敬的語氣問我：「請問胃有幽門桿菌會如

何？」我說：「幽門螺旋桿菌外觀是一種螺旋狀、具有鞭毛的細菌，很像某種外星生物。它藏在我們的胃中，會傷害我們的胃，當它讓胃黏膜受損時，得到**胃癌**的機率就會高於一般人。最重要的是，這種菌存在胃裡，無法輕易被胃酸殺死，所以感染初期有些人無症狀，但有些人會出現**反胃、火燒心、胃痛、口臭**的情形。當胃黏膜被攻擊後如果放置不處理，胃病會持續惡化下去，演變成胃炎、胃潰瘍、十二指腸潰瘍，再嚴重會導致胃癌。」而為什麼說口臭跟幽門螺旋桿菌有關呢？幽門螺旋桿菌能產生大量**尿素酶**，能迅速分解尿素、產生大量氨，氨是一種具有特殊臭味的物質，從而造成**頑固型口臭**，很多久治不癒的口臭都跟腸胃有關，經胃腸道內其他細菌腐敗分解，而產生各種有臭味的氣體。

檢驗有無感染幽門桿菌可以分為**「侵入法」**及**「非侵入法」**；「侵入法」乃經由**內視鏡切片**的方法，進行快速試紙試驗來得知是否感染幽門桿菌；「非侵入法」的方法有**碳十三尿素呼氣試驗、血清抗體測定法（抽血）、糞便抗原測定法**。如果要了解胃有沒有受幽門桿菌所侵害，需要安排胃鏡進一步檢查確認。於是這位媽媽聽完後立刻接受安排胃鏡檢查，檢查過程很順利，我在她的胃中雙重保險的再做一次幽門桿菌試紙的試驗，結果一樣是陽性，而且我發現這位病友的胃壁呈現**萎縮型胃炎合併胃潰瘍**，她表示自己完全沒有任何胃部不適的症狀，真是奇怪！這個我相信，有些人天生敏感度就是不一樣，如果不是她兒子來掛號，很有可能她很久之後非常不舒服才會發現自己的胃出問題了。

治療幽門螺旋桿菌需要服用14天的抗生素治療，目前約可達到9成的殺菌效果，不過服用抗生素可能會有噁心、腹瀉、嘴苦、腹痛、頭痛等副作用，若沒有很嚴重，一般不建議擅自停藥，否則會使細菌產生抗藥性，變得更難以治療，但若是皮膚過敏或是真的很不舒服，可停止服藥並馬上就醫處理。幽門桿菌會存在糞便或胃液、口水中，傳染途徑如下：

注意

1 共餐不用公筷母匙。
2 父母將咀嚼後的食物餵給孩子。
3 如廁後手沒有清潔乾淨。
4 接吻。
5 吃進未洗淨的蔬果，或未熟的生食。
6 喝進被細菌污染的水源。

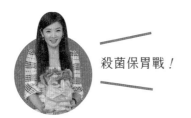

殺菌保胃戰！

1 自製優格
2 優格咖哩燉牛肉

　　前面說到我從小胃就不好，這一直讓媽媽很擔心，遇到張醫師之後，媽媽很開心，一直說我嫁對人了，她說：「這樣以後妳胃不好、不舒服，妳老公就可以馬上幫妳醫了！」這些話我一開始沒有放在心上，感覺我就是嫁了一位醫生、對我很有好處這樣，一直到我們決定開診所之後，我才發現原來媽媽的未雨綢繆是對的。

　　民國104年診所在新店開業，當一切設備和裝潢都到位後，我們在診所內部先預演病人看診的流程來做調整改善，當時張醫師說：「反正妳胃也不大好，現在大家都缺乏實戰經驗，不如妳來示範一下如何照胃鏡，讓技術人員旁觀實況操作！」我真心沒想到會是診所**「天字第一號照胃鏡病人」**，不過為了診所，我其實也蠻願意犧牲的。

　　胃鏡真是一個好神奇、好精密的東西！細細長長的，帶著攝影機進入身體內部一探究竟。想當然爾，我第一次照胃鏡的經驗是痛苦的，因為沒有做無痛（當時藥劑申請還沒有過），照胃鏡的過程中張醫師嘴裡一直碎念：**「怎麼爛爛的、皺皺的！」**張醫師為了看得更清楚，我感覺到那條細細的管子在我的胃裡捲過來翻過去，極其痛苦，我舉手表示是否能快點結束？張醫師冷漠地說：「再等一下！我這邊夾一下！」那時候嘔吐反射和不適感，讓眼淚不自覺落下……當下真的很想踹張醫師兩腳。

　　原來小時候時不時胃痛，還曾經被同學懷疑是不是裝病，我的胃狀況還真的不是很好！胃鏡報告結果是：**胃幽門螺旋桿菌陽性、胃糜爛、胃潰瘍**，實在是好多毛病啊。從那一刻開始，張醫師開始會要求我這個不能吃、那個也禁止，尤其不能吃辣，這讓無辣不歡的我真心好痛苦。在改變、調整飲食的同時，我也開始了胃幽門螺旋桿菌的口服抗生素治療，**遵從藥物醫囑**是首要目標。再來是一日三餐定時定量，不能空腹，並補充

富含營養的新鮮水果蔬菜，例如：南瓜、蓮藕、山藥、秋葵，這些食物對胃粘膜很好，可以產生一定的保護作用。記得在吃完殺菌藥後，補充**優格、益生菌活性菌群**，爲的是補充被殺菌藥殺死的好菌，讓胃更好的進行消化、減輕胃的負擔，最重要的是要戒掉辛辣食物，飲食以清淡爲主，酒精、生冷、燻烤、醃製，或者存放時間過久的食物都盡量少吃。

在第一次照胃鏡結束之後，張醫師在4個月後又再安排我做一次胃鏡、進行追蹤，還好已經可以做無痛胃鏡了，那一次照胃鏡的經驗眞的改善許多，雖然第二次胃鏡的報告還不是很理想，但回頭看過去的努力，這樣的飲食調整是有效果的。

沒想到有機會可以分享這段經驗，現在的診所已經不比當年，不僅設備、人員、空間都大幅精進和改善，張醫師的技術也純熟許多(哈哈)，如果當年不是自己的診所只能硬著頭皮上了，我想我應該會害怕到怎樣都不肯照胃鏡吧，尤其更早期的胃鏡都跟水管一樣粗，現在有超細胃鏡、無痛胃鏡可以取代，減輕過程不適感。大家記得當身體有異狀時，千萬不要抗拒去找專業醫師好好檢查喔，該照胃鏡還是要照啦，它眞的不可怕，有病拖著比較可怕！

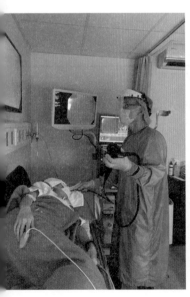
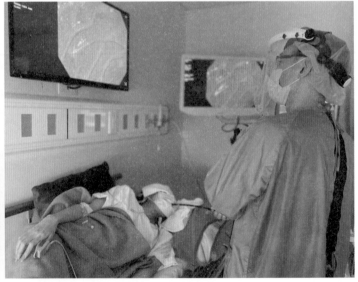

Sydney's Magic Healthy Recipe

自製優格

◇◇◇◇◇◇◇◇◇◇◇◇◇◇◇◇◇◇

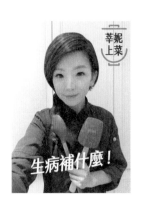

莘妮
上菜

生病補什麼！

食材&機器

優格機
原味鮮奶　　　　1公升
發酵容器　　　　1個
市售無糖優格　　3湯匙
（當菌種）

做法

1　將原味鮮奶1公升倒入優格內罐，要確定容器中無生水殘留，避免影響發酵。
2　加入3匙市售無糖優格攪拌均勻，放入優格機中插電發酵約10-13小時，天氣較冷可延長到16小時。（菌種也可以選擇優格粉）
3　取出後即是美味優格。

菜後記　我喜歡自己做無糖優格，不只營養好吃之外，還可以用水切優格的器具來分離優格。優格水切後會出現淡黃色液體，那就是**乳清蛋白**，乳清蛋白可以拿來醃肉，讓肉質變得更軟嫩，而水切後的優格質地較稠，可以入菜且營養比優格更豐富！

優格內罐
優格機
水切優格容器
完成自製優格
分離出乳清
乳清蛋白

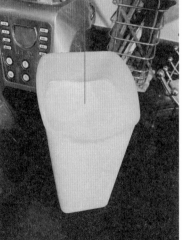
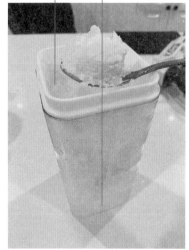

❶　❷　❸

↑左圖❶的優格內罐加入牛奶後，放在❷的優格機裡面，插電發酵，做成自製優格，就類似市售優格，如果將發酵好的優格放到❸水切優格的容器裡，就能分離出乳清了。

名醫說病解病3　✚　胃幽門桿菌　　167

優格咖哩燉牛肉

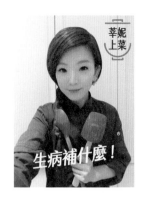

食材 & 配料

牛肉	600g
蘑菇	1盒
洋蔥	1顆
胡蘿蔔	半條
薑	30g
大蒜	5-6顆
香菜	少許
辣椒粉	10g
紅椒粉	10g
薑黃粉	5g
胡椒粉	適量
麵粉	適量
無糖優格	1盒

做法

1 將牛肉用紙巾擦乾水份，切塊撒上麵粉後，抖去多餘的粉備用。

2 將洋蔥切絲、蘑菇切片、胡蘿蔔切丁、大蒜、薑切末備用。

3 取一平底鍋放入油，待油溫上升後放入沾了麵粉的牛肉，將每一面都煎上色。（此時若發現油太少，可增加油量）

4 將煎至焦黃的牛肉取出置於盤上。同一鍋子放入洋蔥、蘑菇、蒜末、薑末翻炒出香氣，接著加入辣椒粉、薑黃粉、紅椒粉、胡椒粉等繼續翻炒。

5 放入牛肉、胡蘿蔔後加入水淹沒食材，大火燒滾後轉成小火燉煮1小時。時間到後，放入優格攪拌煮5分鐘，讓食材融合後撒入胡椒粉、鹽巴調味，再放入香菜擺飾即可。

 我發現小孩子都好喜歡吃咖哩，牛肉咖哩、雞肉咖哩、豬肉咖哩……有時候煮到不知道要煮什麼的時候，煮咖哩就對了！而加入優格的咖哩，讓咖哩的味道更滑順，沒有試過的朋友可以試試看喔！

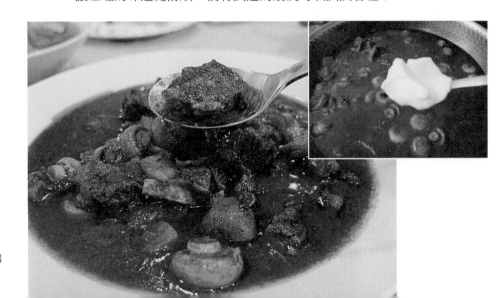

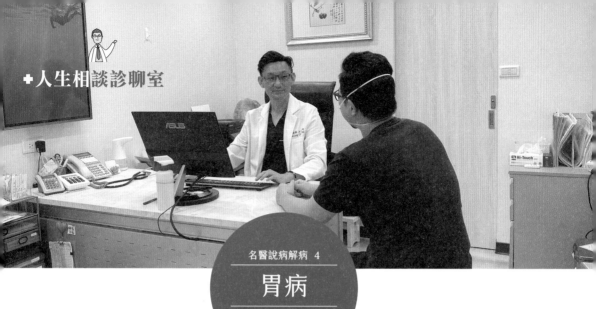

名醫說病解病 4

胃病

04 胃食道逆流

　　胃食道逆流的患者數，大概佔我的日常門診病人七到八成之多！但是在早期（民國90年左右）的台灣流行病學報告顯示，胃食道逆流在台灣的盛行率僅3-5%而已，這是因為飲食西化造成現在盛行率提高到了12-25%左右，我自己也曾經受到胃食道逆流所擾，而飲食決定了胃食道逆流的嚴重程度。胃食道逆流患者的症狀通常可以分成二大類：

❶ **典型症狀**：胃酸逆流（飯後或空腹太久的時候覺得喉嚨、嘴巴酸酸的）、胸口灼熱（火燒心），或是常常打嗝、脹氣、消化不良。

❷ **非典型症狀**（門診也相當常見）：包含慢性咳嗽、慢性咽喉炎，還有喉嚨沙啞、胸口疼痛、胸悶等。

　　大部分非典型症狀的病人在來腸胃科之前，都會**流浪一段時間**，在耳鼻喉科、胸腔科、心臟科，這3個科別之間流浪、掛來掛去，當看完一輪之後，**各科醫師都判定不是他們負責的疾病**！最後才會輾轉來到腸胃科。如果是輕微胃食道逆流，發病時間不超過1個月，醫師初步評估認為狀況不嚴重，以藥物治療配合調整飲食、生活習慣，有些病人就會痊癒了；而長期胃食道逆流沒有改善、症狀超過1個月的人，則需要照胃鏡檢查，並且當心**癌變**。

胃食道逆流的症狀若長期未改善，還有可能會引起**食道潰瘍**，潰瘍久了可能造成食道黏膜變化，出現名為「**巴瑞特食道**」的癌前病變。罹患巴瑞特食道的患者有可能演變成**食道腺癌**，所以要是胃食道逆流症狀**連續**超過1個月、看過醫師或自行服藥都沒有改善，或是有漸進式且原因不明的吞嚥困難，如：一開始吃固體食物時吞嚥困難，到後來連水都喝不下去、體重下降、糞便變成黑色或紅色、體檢時發現原因不明的貧血……等，如果出現這些症狀一定要就醫，**而且一定要照胃鏡！**

　　雖然嚴重起來很可怕，但是在生活中我們可以從飲食和生活習慣開始改善胃食道逆流症，這邊模擬一位上班族一日的生活作息，從早餐、午餐到晚餐，甚至是宵夜這4個進食時段的分析與建議：

早餐如果選對了，可以讓身體一整天都免於胃食道逆流所苦！台灣的早餐店實在是太好吃了、選擇又多，常常聽病友分享早餐的菜單，會發現他們不僅吃過多，也吃了許多會讓胃食道逆流加劇的食物。在早餐的選擇中，應該要避免**難以消化、易脹氣**的食物或甜食，例如：糯米類、油炸、發酵麵食(麵包、包子)、奶茶、咖啡，這類食物容易導致胃酸分泌過多。個人建議早餐可以選一些偏鹹的食物，例如鮪魚三明治，因為魚肉含有DHA，而且味道比較鹹，比較不容易引起胃酸分泌。

　　到公司之後，若上班開會等工作步調較緊張、壓力大也容易造成胃酸逆流，如果覺得工作很緊湊，可以稍微暫停一下，做個伸展的動作，深呼吸、放鬆一下心情，喝些水或是吃一小包蘇打餅乾墊墊胃，能讓胃酸逆流得到改善。衣著也應該避免用過緊的皮帶或是太緊身的衣物，這樣會造成**腹部壓力升高**，容易胃酸逆流。

中餐吃飯不要過快，一般建議吃飯至少要吃20-30分鐘，細嚼慢嚥可以減少胃食道逆流的產生。點餐時也要避免過於油膩的食物或者是甜食，這類食物都容易使胃酸分泌過多，也盡量不要喝碳酸飲料或是過甜的飲料，可以避免胃食道逆流。下午想提神時，工作疲勞大家通常會喝咖啡，或是吃口香糖；咖啡建議以低咖啡因為主，假如喜歡喝拿鐵，拿鐵的牛奶要選擇低脂或脫脂牛奶，減少脂肪攝取，可以讓賁門不要過度

放鬆、減少胃酸逆流的機會。但是不建議吃口香糖，薄荷口味的口香糖會讓胃的賁門打開，容易造成胃食道逆流更惡化。

晚餐

大家最喜歡累了一天之後吃大餐，吃到飽、麻辣鍋、應酬喝酒，但這些都會使胃部壓力增加、胃酸增多，所以**晚餐實際上應該是一整天吃飯份量最少的時候**！最好只吃七到八分飽，選擇一些清淡的飲食，才不會讓胃酸分泌過多。一般最忌諱的就是剛吃飽就回家平躺，或躺著看電視、滑手機不運動，所以吃完飯後要輕微運動，比方說散散步、快走，養成這些習慣也能讓胃食道逆流症狀改善。

宵夜

坦白說睡前2-3小時不應該吃宵夜，除了會讓體重上升，也會讓胃酸變多，使得夜間胃食道逆流的機會也大為提升，假如要吃宵夜也不能**過油、過鹹、過辣**，像鹽酥雞、泡麵等都禁止。有些人睡前習慣喝大量水份，甚至來杯小酒，建議睡前不要喝水或液體超過200-300cc，這時候可以將枕頭墊高一點，因為平躺時這些液體容易順著食道逆流出來，甚至有研究指出，「**左側躺**」可以減輕逆流症狀喔。

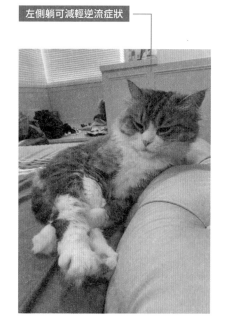

左側躺可減輕逆流症狀

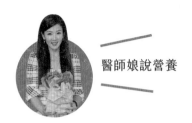

醫師娘說營養

1 山藥炒秋葵肉片
2 多酚蘋果茶
3 中華豆腐燴

　　前陣子氣泡水掀起熱潮，成為相當流行的消暑飲品，原理是把二氧化碳氣泡打進水裡，喝起來就像是不甜的汽水，我也好喜歡喝氣泡水，所以在家中總是一箱一箱的買。

　　氣泡水可幫助減重，是它快速竄紅原因之一，由於氣泡水裡的氣泡到胃裡之後會膨脹，產生飽足感，可以幫助抑制食慾。日本研究發現，250毫升的氣泡水，在胃裡會產生900毫升氣體，不用吃多少東西，一下子就覺得飽了！

　　吸引人的是，氣泡水不像可樂的熱量那麼高，也不像零卡可樂含有對身體不好的人造糖份，我們可以在氣泡水中放入天然的現榨果汁，就變成果汁口味的氣泡飲了。但是這些夏季清涼飲料卻潛藏傷胃危機，一不小心就會加重胃脹氣的症狀。氣泡水下肚後，會在腸胃道釋放大量氣體，可能導致脹氣、消化不良，過多氣體還可能將胃酸擠入食道，引起胃食道逆流，使食道黏膜受傷。

　　除了氣泡水之外，我還有一樣戒不掉的飲品，就是堪稱台灣之光的**「珍珠奶茶」**，我相信有很多人跟我一樣，戒不掉珍珠奶茶，張醫師幾乎是禁止我、同時嚴重警告病人勿喝珍珠奶茶！因為珍珠奶茶含高量果糖、奶精，都會刺激胃部生成胃酸，胃食道逆流患者只要喝幾口珍珠奶茶，胃酸就會快速增加，還可能引起脹氣。如果忍不住想喝，我們可以控制果糖量，例如半糖、三分糖及飲用量，例如只喝1/3杯，或者使用牛奶取代奶精，也盡量在飯後喝，避免睡前喝導致胃酸大量生成。

　　預防胃食道逆流，當然也不是都不能喝飲料，在張醫師的官方網站文章中，曾經推薦自製的**「多酚蘋果茶」**，蘋果中的果皮含有蘋果多酚，醫

學文獻證實蘋果多酚具有抗發炎、抗細胞凋零、保護胃黏膜的作用，實驗也顯示蘋果多酚能減緩酒精、消炎止痛藥所引起的胃潰瘍，因此製作此飲品時一定要保留果皮，蘋果加熱之後多酚含量也會增加。再加上搭配的紅茶是**全發酵茶**，茶鹼、茶多酚含量較少，對腸胃刺激也比較小，可算是比較保護胃、不傷胃的居家飲品。

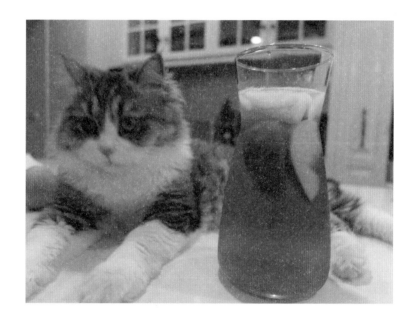

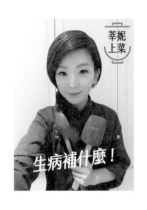

Sydney's Magic Healthy Recipe

山藥炒秋葵肉片

◇◇◇◇◇◇◇◇◇◇◇◇◇◇

生病補什麼！

食材&機器

秋葵	10根
山藥	1/4條
肉片或肉塊	半盒
蔥花	適量
蒜片	適量
鹽	2小匙
黑胡椒	少許

做法

1 將山藥去皮切塊、秋葵洗淨斜切適當大小備用。
2 準備好炒鍋，加入一點橄欖油、加入蒜片和山藥，將山藥先煎一下，再加入肉塊一起炒至七分熟。
3 加入秋葵一起拌炒，並加入調味料，拌炒均勻。熟透後，加入蔥花就可以盛盤。

 菜後記

把山藥跟秋葵搭在一起，光聽這道菜名就感覺超級養胃了，步驟也很簡單，加了豬肉之後，讓這道菜有了肉香，不無聊了，平常真的可以常常煮給家人吃喔！

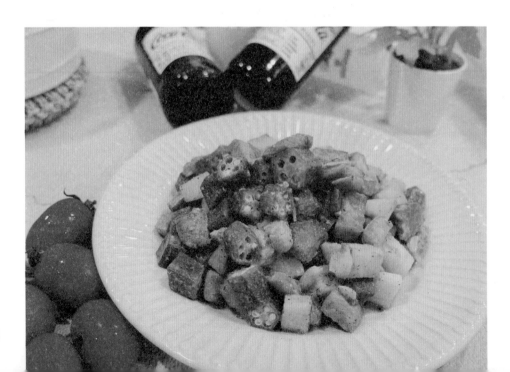

多酚蘋果茶

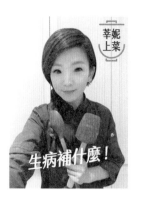

生病補什麼！

食材 & 配料

蘋果	1 個
紅茶茶包	1 個
小鍋	1 個

做法

1 蘋果以溫水和毛刷洗淨表面的蠟、去蒂去籽、帶皮切片。

2 先煮水，水滾後放入蘋果片煮1-2分鐘，再加入茶包一起煮2-3分鐘，撈起茶包之後，放涼即可飲用。

菜
後記

我好喜歡喝自己煮的多酚蘋果茶，我常在運動的時候帶上一壺，有一次分享給朋友喝，她一喝也愛上，回家也跟著煮起來，不只好喝，還可以補充含有抗氧化物的蘋果多酚喔！

外出運動帶去喝

紅茶是全發酵茶

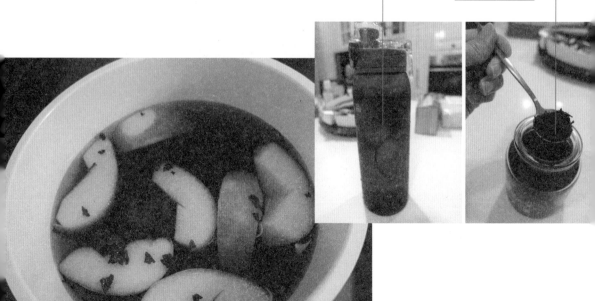

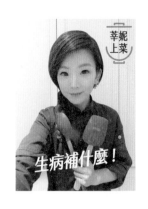

Sydney's Magic Healthy Recipe

中華豆腐熘

◆◇◇◇◇◇◇◇◇◇◇◆

食材&機器

板豆腐	1盒
胡蘿蔔	1/4根
青椒	半顆
橄欖油	1/2大匙
太白粉	1/2大匙
水	1大匙
醬油	2小匙
味醂	2小匙
水	100cc

做法

1 豆腐瀝去水份，切成容易入口的小塊，胡蘿蔔及青椒切絲。

2 起一平底鍋，放入橄欖油、開中火，將豆腐表面煎到金黃色後先取出。

3 將胡蘿蔔絲、青椒絲放入平底鍋中炒熟，再加入水100cc、醬油、味醂後一起煮，稍微收汁後加入太白粉水勾芡。

4 豆腐盛盤後淋上醬汁即可。

 預防胃酸逆流的健康美味中華豆腐熘，很推薦給時常**吃什麼都火燒心**的朋友們，可以緩和胃食道逆流的症狀，在料理的過程少掉太白粉勾芡，也會讓這道菜更健康喔！

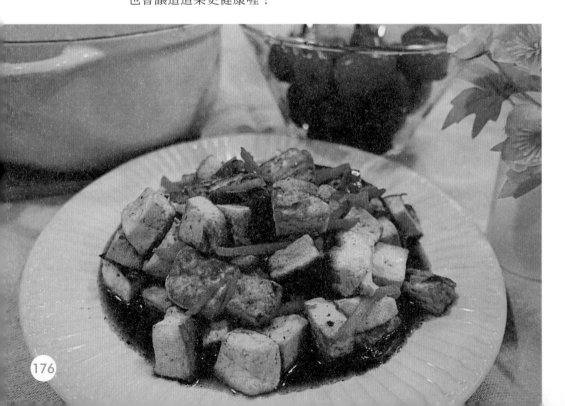

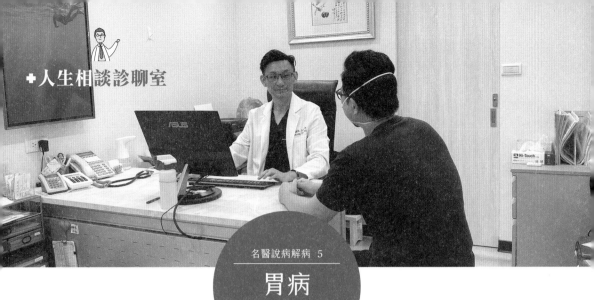

名醫說病解病 5

胃病

05 胃、十二指腸潰瘍

　　現代人壓力大、飲食不正常，每個人或多或少都有腸胃的問題，加上現在藥局普遍，藥局架上也陳列許多不需要處方籤卽可購買的胃藥，導致大部分民衆出現腸胃不適時不是到醫院求診，而是自行到藥局購買成藥，先吞胃藥再說！甚至去日本玩也不忘帶兩瓶**人氣胃腸藥**，送禮自用兩相宜。讓人擔憂的是，當藥局購買成藥取代就醫求診時，有沒有可能忽略了一些細節而延誤了黃金治療期？魔鬼藏在細節裡，因爲這樣而導致不可逆的病情發生時，就得不償失了。

　　胃、十二指腸潰瘍早期症狀不明顯，可能只有輕微消化不良，也可能是上腹有點悶悶的感覺，台語說法爲：「胃諬諬」。但經常腸胃不適，上腹疼痛、消化不良、腹脹、噁心，如果長期置之不理，將導致嚴重的胃或十二指腸潰瘍，會有排黑便、出血的情形。形成胃或十二指腸潰瘍的常見因素有4種：

1 幽門桿菌感染。根據統計台灣人胃潰瘍有60%-70%和幽門桿菌有關。
2 藥物引起。非類固醇性消炎止痛藥，易引起胃潰瘍。
3 壓力、飲食不正常。易形成壓力型潰瘍。
4 與內分泌有關。

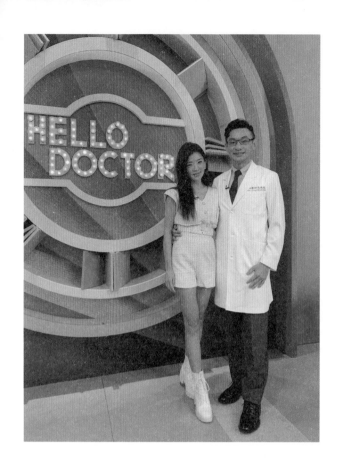

很多人不知道潰瘍是細菌感染引起的，假如細菌沒有被診斷出來，潰瘍不斷復發，甚至可能致癌。我們常說胃幽門螺旋桿菌**感染致癌有四部曲**：一是細菌感染引起慢性胃炎；二是形成消化性潰瘍；三是胃黏膜萎縮（也稱為萎縮型胃炎）或腸上皮化生），這時已跨入癌前病變，罹癌風險也大幅提高；四就是胃癌產生。假如有超過1個月以上不明原因的貧血、黑便、上腹持續疼痛、體重下降，這些都是胃癌早期比較嚴重的警訊，應該及早就醫檢查。

胃潰瘍與十二指腸潰瘍兩者比較不同的是：胃潰瘍大多是在吃飽飯之後才發作，也就是所謂的「**飽痛**」，同時會有胸部燒灼感和噁心感；而十二指腸潰瘍則經常是**吃過飯後疼痛就會改善**，飢餓的時候又開始發作，也就是「**餓痛**」，有些人甚至會在半夜痛醒，同時也可能有胸部燒灼感和噁心感。通常臨床上無法用症狀來判斷有沒有消化性潰瘍，也很難完全以症狀來區分胃潰瘍或十二指腸潰瘍，必須以**胃鏡**甚至**切片檢查**來確認。

幽門桿菌的檢測，不像胃鏡、大腸鏡檢查那麼可怕，準確率最高的是**幽門桿菌吹氣試驗**，另外就是我很推薦的**抽血檢測**，它非侵入式、不必空腹、結果準確度也高達85%，也不受藥物干擾、價位便宜更是優勢！相較之下，吹氣檢查一旦受到抗生素或胃藥的干擾，準確度就會大幅下滑，因

而有檢查前4週內不能吃抗生素或胃藥的限制，可是台灣有很多腸胃不舒服的人會自行買藥吃，或是到處看醫生，最後才做吹氣檢查，這樣會影響結果和判斷，這時不受藥物干擾的抽血檢測就準確多了。

其實想從根本**保胃防癌**，除了治療幽門桿菌外，**定時定量吃飯是最重要的**，經常沒空吃飯可以隨身攜帶小包蘇打餅乾，餓了就吃一、兩片，中和胃酸，防止胃酸過多造成胃痛、胃潰瘍。平時可以多吃**山藥、秋葵、南瓜**等黏滑食物，黏液蛋白能保護胃壁，**高麗菜**也能保護胃黏膜，這4種都是我推薦的保胃食物！**平常多運動**，不過量飲酒抽菸，都能預防潰瘍。

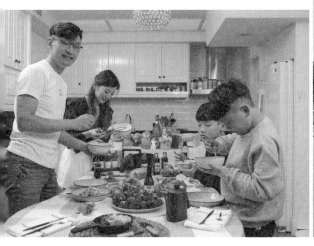

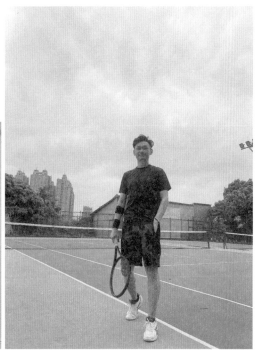

胃不好，百病生！

1 南瓜山藥雞湯
2 山藥肉丸子

　　我小時候在外地求學，有一天上課中突然接到哥哥的電話，他說媽媽住院了，叫我趕快回去，把我給嚇壞了！我趕緊跟老師請假趕去醫院，原來媽媽是因為胃潰瘍導致**胃出血**而住院，當時抽血檢驗血色素值只有7g/dl（血色素《Hb》正常來說，男性12～18g/dl；女性11.5～18g/dl）只有7真的非常低！媽媽如廁時還有血便情形，當時醫生緊急幫媽媽輸血，然後禁食準備做胃鏡檢查。隔天檢查報告是：消化性潰瘍合併胃出血。醫生建議住院治療，並給予點滴補充葡萄糖輸液和施打止血針，媽媽從無法進食到慢慢喝水再到吃流質飲食，總共調養了1個星期。

　　出院之後，是時候清算平時身體好好的媽媽，為何突然之間會胃出血？但每次問媽媽，她總是閃爍其詞，這讓我起了疑心，終於在我不屈不撓的逼問之下，媽媽說出了天大的祕密：原來她在**減肥**！她聽了朋友的介紹，自己偷偷買減肥藥來吃！天啊，太不可思議了，印象中媽媽是不會為了愛美而傷害健康的！她不知道減肥藥會傷身體嗎？我想起有個好朋友曾經在聚餐時跟我說：「我最近在吃減肥藥，胃口變得比較差，等等吃不下東西，請妳不要見怪！」當時我看到她纖細的身材、體重下降，心中滿是羨慕，接著她說：「因為吃藥，常會感覺到目眩、頭痛、嗜睡、胃謅謅，甚至有些心悸。」這是因為減肥藥中含有食慾抑制劑、甲狀腺亢進等藥物，會讓人沒什麼胃口，不想吃東西，但這種藥物的副作用非常強，長時間服用很傷身體，後來朋友連續吃了幾個月，吃到身上出現不明的出血點、胃很不舒服，她來求助我跟張醫師該怎麼辦？還一直交代千萬不能讓她老公知道！這情節跟我媽吃減肥藥吃到住院，實在太相似了。

　　我媽從那次住院後完全放棄減肥這回事了，因為爸爸也盯得很緊，不會再容許這種事發生；而我朋友，在經過我們的勸說之下也停掉減肥藥，養成飯後散步的習慣。我相信媽媽跟我朋友後來出現胃弱體虛，多少與此事有關。「胃不好，百病生」，大家真的要好好顧好自己的胃啊！

Sydney's Magic Healthy Recipe

南瓜山藥雞湯

◇◇◇◇◇◇◇◇◇◇◇◇

莘妮
上菜

生病補什麼！

食材&機器

土雞	半隻
南瓜	半顆
山藥	1/2 條
薑	3 片
枸杞	適量
水	2500cc
鹽	適量
胡椒	適量

做法

1　雞肉切大塊洗淨、山藥去皮切大塊、南瓜洗淨外皮切大塊、枸杞洗淨備用。

2　取一湯鍋，注入清水，放入切好的雞肉**跑活水**，水滾後將雞肉洗淨備用。

3　備一湯鍋，放入雞肉及適量的水，大火煮滾後撈出浮沫，蓋上鍋蓋轉小火慢煲1小時。

4　1小時後加入南瓜、山藥和枸杞，轉大火燒開後轉小火煲20分鐘。

5　煲好後加入適量的鹽、胡椒即可盛碗。

菜
後記
養生的雞湯再加入南瓜與山藥，不只補了身體還溫暖的養護了我們的胃，湯頭更是濃郁好喝，不管冬天或夏天，都可以褒上一碗來喝，大人跟小孩都會很喜歡的！

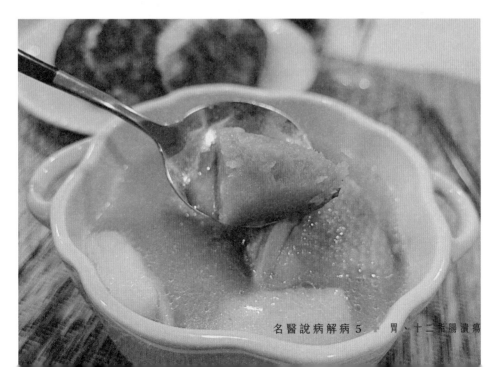

山藥肉丸子

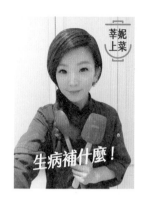

莘妮
上菜

生病補什麼！

食材 & 配料

山藥	150g
胡蘿蔔	半根
豬絞肉	300g
蛋白	25g
薑末	10g
鹽	少許
米酒	1匙
醬油	1大匙

做法

1 山藥、胡蘿蔔去皮切成小塊，用食物調理機攪成泥備用。

2 薑切末、雞蛋取蛋白備用。

3 豬絞肉、山藥泥、胡蘿蔔放入容器，加入蛋白、薑末、酒、少許的鹽混合攪拌。

4 倒入醬油，拌勻使肉餡紮實，每顆搓約30g。

5 平底鍋放入油、放入肉丸子中火煎8-10分鐘左右，熟透即可盛盤。（旁邊可擺上熟花椰菜裝飾）

菜後記 不知道大家家中有沒有食物調理機？為了買一台好用的調理機，我應該誤踩了好多次雷，買了5台以上！到現在我終於買到一台心頭好，此後只要是需要切細的、打成泥的，有一台調理機真的很方便，我的營養又健康山藥肉丸子輕輕鬆鬆，5分鐘就好了，很好吃喔！

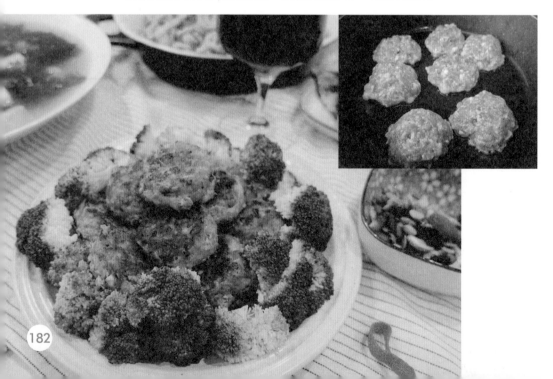

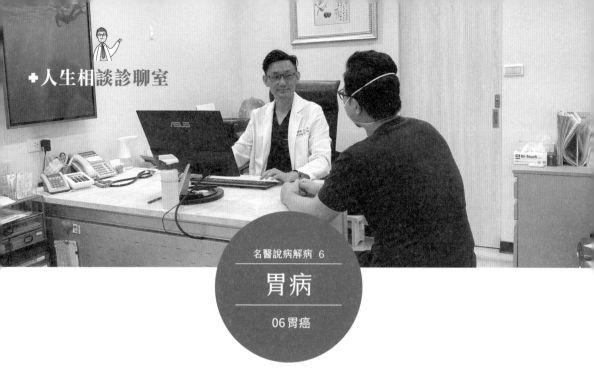

名醫說病解病 6

胃病

06 胃癌

　　門診時，因應病情需要的時候，我會建議病人照胃鏡，但是對於照胃鏡的恐懼，時常會在病人做與不做的猶豫掙扎之間顯露無遺。「上次做胃鏡好不舒服，以後都不想做了！」、「隔壁陳媽媽說做胃鏡很可怕……」、「除了照胃鏡之外，沒有其他方法了嗎？」(口氣通常很絕望)

　　其實胃鏡檢查是及早**發現胃癌的最強工具**，很難以其他檢查方式取代！而且爲了不讓病患在做胃鏡的過程中感到痛苦，現今胃鏡儀器不只更精密、也更加舒適了，跟以往相比，不舒服的情況已經改善許多，現在常聽到的**「無痛胃鏡」**，就是運用麻醉技術提供患者適度的鎮靜、止痛，讓檢查過程更加舒適。

　　胃鏡的正式名稱是**「泛上消化道內視鏡」**，構造包含光源、光纖，以及具拍照功能的微型鏡頭，經由口腔將胃鏡伸入消化道，就像把醫師的眼睛放進人體裡面，而光源發出的強光可以照亮上消化道內部，讓醫師透過鏡頭仔細觀察各部位的健康情形。一般胃鏡檢查時間約5到10分鐘不等，透過胃鏡，醫師會對上消化道進行檢查、治療、追蹤評估，如有必要也會使用切片夾做切片檢查，取出組織進一步檢驗。

通常會引起上腹部不適的原因很多，可能是食道潰瘍、胃食道逆流、胃潰瘍、胃糜爛、慢性胃炎、胃息肉、十二指腸潰瘍等，也有可能是胃癌。問診時醫師只能憑經驗診斷，如果要建立正確的診斷，還是得透過胃鏡。很多人只有在身體不舒服的時候才願意照胃鏡，之前提到過，建議大家從40歲之後至少安排1次照胃鏡、大腸鏡的全身健康檢查。原則上每1-2年接受1次胃鏡篩檢，而高危險群如有家族病史的人(一等親曾罹胃癌)、或習慣抽菸喝酒，則建議1年1次。

　　早期胃癌患者手術後的5年存活率可達95%以上，晚期胃癌的患者只有20%到30%，然而有60%胃癌患者在發現時已是晚期，就是因爲胃癌初期症狀太不明顯！而胃鏡檢查能及早觀察到胃部病變，例如：胃黏膜構造受到破壞、局部微血管增生、胃部健康的正常組織與異常的部位形成分界線等。胃鏡檢查時需空腹8小時，過半夜12點就不要再吃東西了。檢查當天早上也一樣禁食，下午檢查的人，要盡早吃早餐，早餐應選擇流質或容易消化的食物，食用早餐後卽禁食禁水直到檢查結束。若有服用抗凝血藥物如阿斯匹靈、保栓通(Plavix)、華法林(Warfarin)、新型抗凝血劑普栓達(Pradaxa)等，建議詢問心臟內科醫師檢查前能否停藥5-7天？如要實施息肉切除、食道靜脈曲張結紮、胃造口等高侵入性治療，就一定要停藥！這樣才不會因爲檢查而導致血流不止的情況。

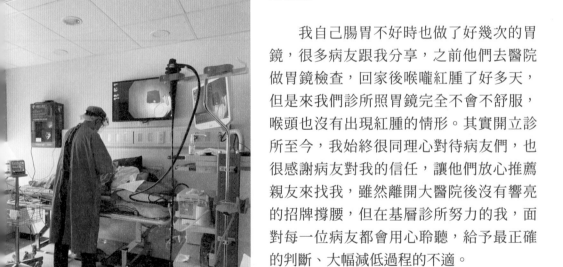

　　我自己腸胃不好時也做了好幾次的胃鏡，很多病友跟我分享，之前他們去醫院做胃鏡檢查，回家後喉嚨紅腫了好多天，但是來我們診所照胃鏡完全不會不舒服，喉頭也沒有出現紅腫的情形。其實開立診所至今，我始終很同理心對待病友們，也很感謝病友對我的信任，讓他們放心推薦親友來找我，雖然離開大醫院後沒有響亮的招牌撐腰，但在基層診所努力的我，面對每一位病友都會用心聆聽，給予最正確的判斷、大幅減低過程的不適。

《 胃炎 VS. 胃癌 比較表 》

	胃炎	胃癌
病因	各種病毒或細菌性感染、辛辣刺激食物、消炎止痛藥物、抗生素、胃幽門螺旋桿菌、過度飲酒、壓力。	慢性胃潰瘍、慢性胃炎、胃幽門螺旋菌感染、腸上皮化生、高鹽或醃漬食物、抽菸、酗酒、萎縮型胃炎。
症狀	急性上腹間歇性絞痛、伴隨噁心、嘔吐。偶有伴隨肌肉痠痛、頭痛、發燒等全身性感染症狀。	持續上腹悶痛、消化不良、食慾不振、體重急速減輕、咖啡色嘔吐物、吐血、大便呈黑色(瀝青便)、不明原因之貧血、疲倦、虛弱。
電腦斷層斷層(CT)	一般性胃炎不需執行此種檢查	胃癌通常以CT和EUS來評估腫瘤侵犯的深度或是否有轉移?
內視鏡超音波(EUS)		可區分0期、1期胃癌的腫瘤深度,評估是否適合內視鏡黏膜下層剝離手術。
醫療方式	禁食6-8小時、清淡飲食、適當水份補充、藥物症狀治療	手術切除是胃癌最主要的治療方式
好發族群	1 年輕族群 2 上班族 3 外食族 4 嗜辣 5 酗酒患者	1 胃癌患者以男性較多 2 受幽門螺旋菌感染 3 吸煙 4 飲酒 5 進食鹽醃食物 6 進食加工肉製品 7 過重或肥胖 8 家族病史
危險等級(1-10分)	3分	9分

命大的
早餐店老闆娘！

1 蛤蠣百菇鮮雞湯
2 南瓜小米粥

　　記得診所開始營運時，病人量很少，大部分會來就醫的病友都跟地緣有關，通常是在地的店家、居民，我對於在診所附近一家早餐店的老闆娘印象非常深刻，當時是老闆娘好朋友眼科驗光師先來求診，她長期胃食道逆流，因為診所剛好開在早餐店附近，覺得到診所安排檢查很方便，不用到大醫院舟車勞頓。

　　張醫師安排幫她照胃鏡的檢查過程安全、快速、方便，讓她很滿意，回去後就推薦早餐店老闆娘來檢查。而從來沒有做過健康檢查的老闆娘，其實也常常受胃痛所苦，但是每天都要忙碌打理店裡的生意和照顧孩子，也就讓時不時發作的胃痛擺著！這樣的情況持續了半年之久，其實一痛半年，真的要有所警覺了，應該釐清胃是否出了什麼問題？於是驗光師朋友直接幫早餐店老闆娘掛號，強迫她來檢查。

　　胃鏡檢查的結果很令人驚訝，當下透過胃鏡的鏡頭可以看到胃部的組織型態，與一般健康的胃是不一樣的，初步有80%的肯定，早餐店的老闆娘已經**罹患胃癌**了！光是經由內視鏡的肉眼判讀當然不夠精確，胃組織的切片化驗是肯定要送檢的，我們會等化驗結果出爐時再來跟老闆娘商討，該如何規劃建議下一步的醫療與處置。

　　一般罹患癌症是有分期的，而分期方式也記錄著腫瘤的位置、有否擴散至身體其他部位以及擴散的範圍等，能確認癌症分期的檢查有：**電腦斷層掃描、正子放射斷層掃描**，在檢查後，獲得精確的診斷來制定合適的治療方向，癌症的分期有助於預測：1.癌症的發展、2.治療的成功率、3.罹癌後的生存率。

　　早餐店老闆娘最後轉介到台大，在台大接受斷層掃描後確定她的胃癌臨床分期為**「第二期胃癌」**，第二期胃癌的意思是：腫瘤浸潤到肌肉層或漿膜下層。這是不幸中的大幸！她很不幸地罹患胃癌，但她很幸運的在胃癌還沒有侵犯到淋巴的時候就及時發現了！很快地，老闆娘在台大安排開達文西手術治療，手術非常順利，出院後還特別回來診所感謝張醫師的幫忙。只能說，早餐店老闆娘運氣很好，有一位驗光師這樣的朋友因為關心她而改寫了老闆娘的命運，沒有到胃癌第三期、危及生命了才求診！

蛤蠣百菇鮮雞湯

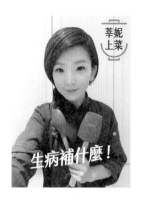

莘妮
上菜

生病補什麼!

食材&機器	
金針菇	1包
西洋芹	2根
香菇	適量
雞腿	1隻
蛤蜊	100g
鹽	適量

做法

1. 蛤蜊洗淨泡鹽水吐沙備用。
2. 將菇類洗淨撕開、西洋芹洗淨切段。
3. 雞腿肉切塊汆燙去血水備用。
4. 取一湯鍋,放入適量的水,加入西洋芹、菇類和雞腿燉煮至雞肉熟透。
5. 待確認雞肉熟透後加入蛤蜊,蓋鍋燉煮至蛤蜊打開,加入適量鹽巴即可盛碗。

菜後記

蛤蠣是百味之冠,任何湯頭加入蛤蠣都感覺有如喝到海的鮮味!大多數國人都缺少鋅,雖然蛤蠣含鋅量不如牡蠣多,但蛤蠣的接受度還是比牡蠣高許多。這道蛤蠣百菇鮮雞湯不但能補充滿滿的能量,還可以補充到鋅喔!

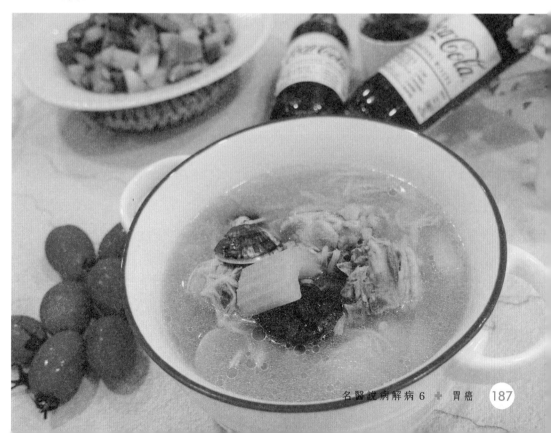

Sydney's Magic Healthy Recipe

南瓜小米粥

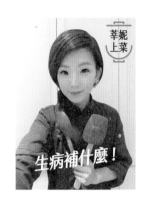

生病補什麼！

食材 & 配料

小米	適量
薏仁	50g
紅棗	5-6顆
枸杞	適量
山藥	適量
南瓜	1/4個
鹽	適量
雞高湯	

（若無，用開水即可）

做法

1　將薏仁用冷水泡 1 小時。

2　取一湯鍋放入雞高湯、小米、泡好的薏仁，待滾之後小火熬煮 1 小時。

3　將山藥、南瓜去皮切塊後打成泥，加入小火熬煮 1 小時後的小米粥裡，轉至大火，待滾之後再轉至小火燉煮，讓粥體味道融合。

4　加入去核的紅棗、枸杞、適量的鹽巴即可盛碗。

菜後記　張醫師上北方餐館用餐時，除了來一籠蒸餃，一定還要再來一碗小米粥。張醫師喝小米粥是要加糖的，對我來說好衝擊！粥不是鹹的嗎？不然不加鹽沒關係，怎麼會加糖呢？好吧！結婚也十幾年了，現在他加糖我也見怪不怪了！但是我的養胃南瓜小米粥是加鹽的喔！千萬別加錯了。

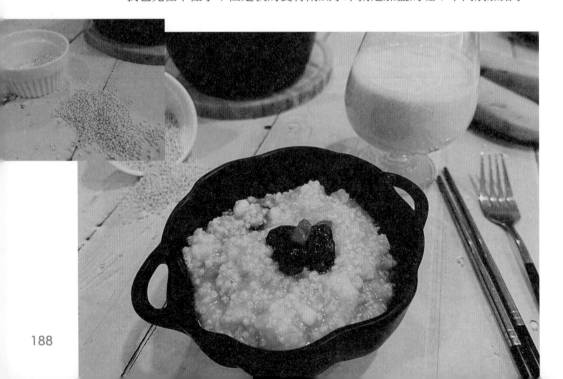

188

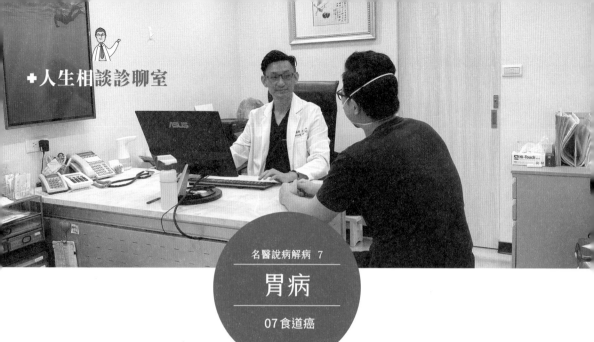

名醫說病解病 7

胃病

07 食道癌

近年來**食道癌**成為國人 10 大癌症死因之一！根據台灣癌症登記中心的資料，食道癌在過去的年發生率明顯提升，患者有 90% 屬於鱗狀上皮癌，平均好發年齡為 50-70 歲，且好發於男性。

食道癌的危險因子絕大多數和**飲食習慣**有關，最重要的 3 個危險因子是**喝酒、抽菸、嚼檳榔**，另外還有喜歡吃含有致癌物質亞硝胺的醃製品、煙燻製品，或是本身喜歡過燙的食物如熱茶、熱湯等，都有可能增加罹患食道癌的風險。由於食道癌早期無症狀、難診斷，在臨床發現患者罹患食道癌時，約有八、九成的患者已經是中晚期了！發現時腫瘤多半已經順著淋巴血管擴散，出現遠端轉移，因此往往 5 年存活率還不到 20%！甚至如果屬於第三、四期，經過放療、化療先將腫瘤縮小，再予以開刀切除，以及進行胃部重建手術，**3 年存活率也不到一半！**

酒對食道癌的影響特別大，**喝酒易臉紅，小心是食道癌的高風險群！**因為人體裡面有一種負責分解酒精的酵素，名為「ALDH2」，如果酒精進入體內沒有這種酵素幫助代謝，就會轉換成有毒致癌物質「**乙醛**」。根據統計，台灣有 40% 的人缺乏代謝乙醛的 ALDH2 酵素，最簡單的自我檢測方法就是看喝酒之後臉紅不紅？「紅臉族」代表身體裡缺乏 ALDH2 酵

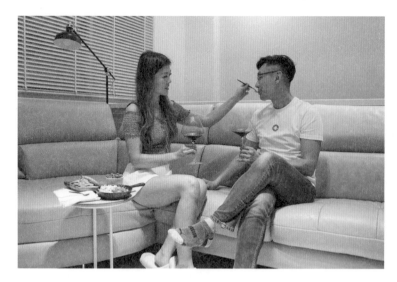

素，當我們喝下大量的酒精，卻缺乏能代謝乙醛的ALDH2，長期飲酒讓乙醛只能堆積在身體裡，罹患食道癌的機率就會上升，如果剛好平常又有抽菸、嚼檳榔的不良習慣，就是罹患食道癌的高危險群。

亞硝胺本身就是致癌物質，醃製品、煙燻製品在製作過程中，也可能因為溫度過高、或是在焙製過程中添加了化學原料等，產生致癌的副產物，所以基本上食物在製造過程中就會提高罹患癌症的機率。如果愛喝熱茶、熱湯，會對食道黏膜產生長期的傷害。食道黏膜本來的設計是可以抵抗一些外來傷害，但是假如常喝過燙的茶或湯，食道黏膜長期被溫度過高的飲食傷害，黏膜細胞也會產生病變，容易提升罹患癌症的機會。

我們可以透過**胃鏡檢查**來確診食道癌，內視鏡檢查的第一個檢視的就是食道，再來是胃、十二指腸，所以照胃鏡的時候就可以確定食道有沒有黏膜病變，或者是食道癌？假如有**吞嚥疼痛、吞嚥困難、無故體重下降、貧血、聲音沙啞、脖子出現腫塊**，都表示你的食道有可能出了很大的狀況，應盡速就醫接受內視鏡檢查！

我的爺爺在97年診斷為第三期胃癌，當時年近90歲的爺爺不願意接受化療、放射線治療，只願意開刀切除被癌症侵犯的胃組織，讓生活品質好一些。所以我們很快的就安排醫院開刀，原以為只是切除部分的胃，但醫生在開刀過程中發現癌症侵犯的組織範圍太廣，於是變成**全胃切除術**，全胃切除是將胃拿掉後，將食道在空腸吻合重建。

我好希望接受開刀後的爺爺可以像打仗一樣，勇敢戰勝癌症。我很愛我的爺爺，他是我人生中非常重要的一位親人，但是當時只是在醫院當總

醫師的我，對他的癌症心有餘而力不足，不知道該如何使出洪荒之力來逆轉他的病情！很可惜，第三期的胃癌實在是發現得太晚了！爺爺全胃切除術後，胃口變得很差，總是感覺食物嚥不下去，我既擔心又心疼，為了幫助爺爺能攝取多點營養而絞盡腦汁，後來回診後多次檢查及追蹤才知道，導致爺爺吃東西吞不下去的原因是：**食道狹窄！**

　　形成食道狹窄的原因是：食道與小腸縫合處**結疤**導致的狹窄。雖然爺爺罹患的不是食道癌，但他在癌症後期出現不舒服的症狀，與食道癌患者相似。因為無法良好的進食，爺爺在1年後因為因為身體虛弱、抵抗力差而得了肺炎，沒多久就安詳的離開去當神仙了！至親離開都是讓人非常悲痛的，爺爺再也沒有病痛的折磨是唯一讓我感到安慰的事。癌症真的很可怕，像是兇猛的大浪打來，讓人猝不及防！與其在罹癌之後努力抗癌，還不如在擁有健康的身體時好好珍惜、保養身體、定期安排健康檢查，才不會當一切發生得太快太急時無力招架。照顧罹癌的病友，可以盡量做到：

① 禁止一些會影響賁門的食物，例如：菸酒、油膩食品、酸的食物、巧克力、薄荷等。
② 就寢前2個小時不要進食。
③ 睡覺時可以用棉被將上半身墊高，防止胃酸逆流。

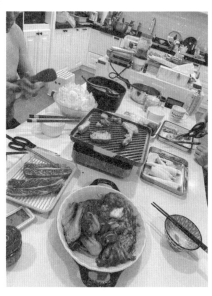 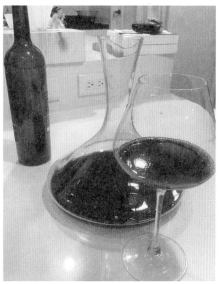

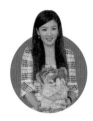

發現時
已是三期的無聲殺手！

1 海帶薏仁排骨湯
2 無敵防癌蔬菜湯

　　食道是一個約25公分左右的長管狀器官，食物被吞入後便經由上、中、下段食道進入胃部，我們常聽到大家再說無聲無息的殺手癌症，除了**胰臟癌**之外，另一個就是**食道癌**了。裕隆集團董事長嚴凱泰因食道癌離世之後，曾經有記者問張醫師：「爲什麼罹患食道癌毫無徵兆呢？」食道癌初期幾乎沒有明顯症狀，當食道受到慢性且持續傷害時，很容易使細胞產生癌變，在癌變後仍沒有被發現進而形成腫瘤，腫瘤逐漸長大後佔據食道空間、壓迫氣管，症狀才開始明顯，當發覺吞嚥越來越困難而就醫時，多半爲時已晚，通常已經是食道癌第三、四期了！因此食道癌被稱爲「**無聲殺手**」。

　　我們在胃鏡中可以觀察到，正常的食道表面是平整光滑的，食道癌早期僅有黏膜表面一點變化，可能是發紅或輕微黏膜凹陷，這些異狀可以透過胃鏡檢查發現，而食道癌進展到後期，則會形成腫瘤狀病灶或大片黏膜潰瘍，此時就會產生吞嚥困難，或吞嚥疼痛之症狀。

　　當食道癌被發現時，多半是癌症病程的第四期，其存活率已經不高了，且食道癌的預後相當不好，因爲食道附近的淋巴系統豐富，因此跟其他癌症比起來，食道癌容易在早期的時候就發生侵犯淋巴或周邊組織、轉移的情形。因此，面對這樣一個無聲無息、預後又不好的惡性腫瘤，我們要注意的就是注意日常飲食，一旦出現一些徵狀時，應及時就醫檢查，可能出現的徵狀如下：

❶ **喉嚨疼痛**。疼痛並沒有因爲求診於耳鼻喉科治療後，隨著時間而慢慢消失。

❷ **喉嚨有異物感**。異物感並不會隨著時間而慢慢消失，長期存在喉嚨處。

❸ **喉嚨乾燥有緊迫感**。吞嚥時感覺卡卡的，還會出現輕微的疼痛感，長期未改善。

我朋友的父親長年有抽菸、喝酒的習慣，吃檳榔更長達25年，記得是2005年確診罹癌。發現罹癌的開始是某天他突然感覺到吞嚥困難，曾經就醫3次都沒有改善，然後再前往台中榮總詳細檢查後，才發現已經是食道癌第三期了。我知道這個消息時，陪著朋友難過了很久，不過她爸爸反而安慰我們，很樂觀地說：「不要緊張、不要害怕，看醫師怎麼說，接受治療就對了！」

　　從住院的那一刻起，朋友的爸爸決定戒菸、戒酒，辛辣食物和加工食品也不吃了！他陸續接受化療、放療，每天吃飯採取少量多餐。後來醫師為他安排住院接受食道重建手術，術後住在加護病房，身上插了許多管子，加上手術傷口疼痛，朋友看到她爸爸身上這麼多管子，感覺很痛苦，看了真的很心疼！反倒是朋友的爸爸一派輕鬆地安慰家人說：「真的沒有什麼！加護病房護理人員也都很好，配合醫師、護理師的指示，情況一定會改善。」

　　說實在的，有醫療相關背景的我都知道很不樂觀，但在遇上這些生老病死的課題時，要開口說出殘酷的事實，是多麼沉重的一件事！後來朋友的爸爸勇敢抗癌2年，大家曾經以為恢復得相當不錯，但食道癌是一個難纏的癌症，朋友的爸爸還是在4年後離世了。如果人生可以付出努力就得到正面回報，那該有多好！所以為了自己和家人好，一旦感覺喉嚨有點怪怪的，千萬不要不在意，趕緊去檢查一下吧。

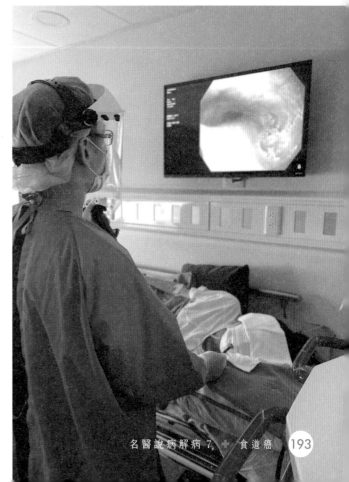

Sydney's Magic Healthy Recipe

海帶薏仁排骨湯

◇◇◇◇◇◇◇◇◇◇◇◇◇◇◇

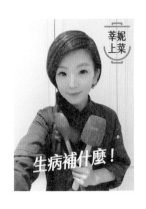

辛妮上菜

生病補什麼！

食材&機器

排骨	500g
海帶芽	100g
薏仁	30g
薑片	適量
鹽	適量
米酒	適量
醋	適量
枸杞	適量

做法

1 薏仁洗淨泡入水中。

2 海帶泡發，洗淨備用。

3 豬排骨剁成塊，下冷水汆燙**跑活水**，撈去浮沫等雜質。

4 汆燙好的排骨撈起洗淨，將豬排骨、薏仁放入砂鍋中，加入水、薑片、米酒煮沸。

5 40分鐘後再放入海帶，加入一點醋（味道更香鮮），轉中火燉10分鐘，再轉小火一直燉至排骨熟爛，最後加入枸杞、鹽調味即可。

 菜後記

防癌、抗癌又可以美白消腫的薏仁，是天然的保健食品，更是純天然的美容食品，加上長壽菜「海帶」，它的膳食纖維能促進胃腸蠕動，這兩個食材加起來，根本是女孩們的福音！當然除了對女生很好之外，它的營養好處是不分男女、年齡層的，趕快放入口袋名單，哪天給自己補一下吧！

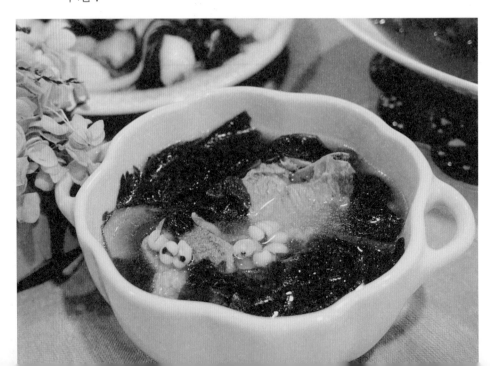

Sydney's Magic Healthy Recipe

無敵防癌蔬菜湯

生病補什麼！

食材 & 配料

雞高湯	600cc
高麗菜	半顆
胡蘿蔔	1條
洋蔥	1顆
南瓜	半顆
山藥	1/3條
西洋芹	2根
鹽	適量

做法

1 準備雞高湯，若沒有也可以用排骨湯代替。

2 將高麗菜、胡蘿蔔、洋蔥、南瓜、山藥、西洋芹洗淨，切塊備用。

3 取一湯鍋，將所有食材放入。

4 待水滾之後小火燉煮20分鐘，即可加入適量鹽巴調味後盛碗。

菜後記 這道喝了感覺會無敵的防癌蔬菜湯，在家中有人生病的時候，我就會煲一鍋給家人喝，日本人也很相信常常喝這款湯品可以延年益壽，只需要鹽巴簡單調味，湯就非常鮮甜，很推薦試看看喔！

雞高湯

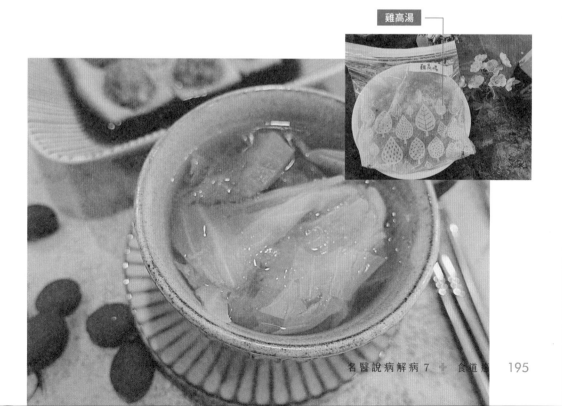

國家圖書館出版品預行編目 (CIP) 資料

名醫家吃什麼：肝殿下 VS. 胃大人：你的營養補給、
抗癌保命家庭醫書/張振榕, 林莘妮著. -- 初版. -- 臺
北市：趨勢文化出版有限公司, 2022.10
　　面；　公分. -- (餐桌上的良醫. 1, 肝. 胃保健室)
ISBN 978-986-95269-3-7(平裝)

1.CST: 健康飲食 2.CST: 消化系統疾病 3.CST: 食譜

411.3　　　　　　　　　　　　　　111015716

食萬個不一樣

名醫家吃什麼之
一開始就該知道的「防病飲食」！

作　　者 — 張振榕、林莘妮

社　　長 — 馮淑婉

責任主編 — 陳安儀

協力編輯 — 熊愛玲、李佳玲、鍾家豪、selena

出版發行 — 趨勢文化出版有限公司

　　　　　　新北市新莊區思源路 680 號 5 樓之一 (兆之丘大樓)

　　　　　　電話◎ (02)8522-5822 傳真◎ (02)8521-1311

　　　　　　Email：win66@win-wind.com.tw

封面設計 — 李涵硯

封面及內頁圖片 — 水草小鍾、宋美琪、林莘妮

內頁插圖 — 林莘妮提供

內頁原創 — 雨衛

內頁排版 — 立全電腦排版

初版一刷日期 — 2022 年 10 月 20 日

法律顧問 — 永然聯合法律事務所

ISBN ◎ 978-986-95269-3-7(平裝)

Printed in Taiwan
本書定價◎ 399 元

WZA8028 時報總經銷
趨勢出版集團　趨勢

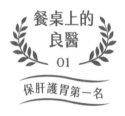

餐桌上的
良醫
01
保肝護胃第一名